Sårie Terapias de Suporte em Oncologia
Um Cuidado Centrado no Paciente
Psicologia na Oncologia

STSO | Série Terapias de Suporte em Oncologia
Um Cuidado Centrado no Paciente
Organizadores da Série
Marcus Vinícius Rezende Fagundes Netto
Denise Tiemi Noguchi

- Nutrição Clínica na Oncologia
- Nutrologia na Oncologia
- Odontologia na Oncologia
- Psicologia na Oncologia

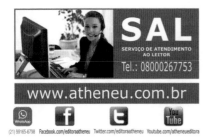

Série Terapias de Suporte em Oncologia
Um Cuidado Centrado no Paciente

Organizadores da Sårie
Marcus Vinícius Rezende Fagundes Netto
Denise Tiemi Noguchi

Psicologia na Oncologia

Editores do Volume
Ana Merzel Kernkraut
Marcus Vinécius Rezende Fagundes Netto

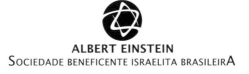

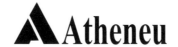

EDITORA ATHENEU

São Paulo	— *Rua Avanhandava, 126 – 8º andar*
	Tel.: (11) 2858-8750
	E-mail: atheneu@atheneu.com.br
Rio de Janeiro	— *Rua Bambina, 74*
	Tel.: (21)3094-1295
	E-mail: atheneu@atheneu.com.br

CAPA/PRODUÇÃO EDITORIAL: Equipe Atheneu
DIAGRAMAÇÃO: Know-How Editorial

CIP-BRASIL. CATALOGAÇÃO NA PUBLICAÇÃO
SINDICATO NACIONAL DOS EDITORES DE LIVROS, RJ

P969

Psicologia na oncologia / editores do volume Ana Merzel Kernkraut, [e organização da série] Marcus Vinícius Rezende Fagundes Netto; organização da série Denise Tiemi Noguchi. – 1. ed. – Rio de Janeiro: Atheneu, 2019.
(Terapias de suporte em oncologia: um cuidado centrado no paciente)

Inclui bibliografia
ISBN 978-85-388-1008-7

1. Câncer – Pacientes – Cuidado e tratamento. 2. Câncer – Aspectos psicológicos. 3. Câncer – Pacientes – Psicologia. I. Kernkraut, Ana Merzel. II. Netto, Marcus Vinícius Rezende Fagundes. III. Noguchi, Denise Tiemi. IV. Série.

19-57798

CDD: 155.914
CDU: 158.938.363.6

Meri Gleice Rodrigues de Souza – Bibliotecária – CRB-7/6439

12/06/2019   17/06/2019

NETTO, M. V. R. F.; NOGUCHI, D. T.

Série Terapias de Suporte em Oncologia – Um Cuidado Centrado no Paciente – Volume Psicologia na Oncologia

© *Direitos reservados à EDITORA ATHENEU – São Paulo, Rio de Janeiro, 2019*

Organizadores da Série

Marcus Vinícius Rezende Fagundes Netto

Psicanalista. Psicólogo do Centro de Hematologia e Oncologia do Hospital Israelita Albert Einstein (HIAE). Pós-Graduado em Psicanálise, Subjetividade e Cultura pela Universidade Federal de Juiz de Fora (UFJF). Especialista em Psicologia Hospitalar pela Faculdade de Medicina da Universidade de São Paulo (FMUSP). Especialista em Cuidados Paliativos e Psico-Oncologia pelo Instituto Pallium Latinoamerica – Buenos Aires – Argentina. Mestre em Psicanálise: Clínica e Pesquisa pela Universidade do Estado do Rio de Janeiro (UERJ). Doutorando do Programa de Pós-Graduação em Psicologia Clínica pela Universidade de São Paulo (USP).

Denise Tiemi Noguchi

Médica responsável pela Equipe de Medicina Integrativa do Centro de Oncologia e Hematologia do Hospital Israelita Albert Einstein (HIAE). Médica pela Faculdade de Ciências Médicas da Santa Casa de São Paulo (FCMSCSP). Especialista em Pediatria pela Sociedade Brasileira de Pediatria (SBP) e de Cancerologia Pediátrica pela Sociedade Brasileira de Cancerologia (SBC). Especialização em Medicina Paliativa pelo Instituto Paliar e Centro Universitário São Camilo. Pós-Graduação em Bases de Medicina Integrativa pelo Instituto Israelita de Ensino e Pesquisa Albert Einstein.

Editores do Volume

Ana Merzel Kernkraut

Coordenadora do Serviço de Psicologia do Hospital Israelita Albert Einstein (HIAE). Graduada em Psicologia pela Faculdade de Filosofia Ciências e Letras de Ribeirão Preto (FFCLRPUSP). Formação Clínica em Psicodrama pela Escola Paulista de Psicodrama (EPP). Aprimoramento em Psicologia da Infância pela Universidade Federal de São Paulo (Unifesp) e MBA em Gestão de Saúde pelo Instituto de Ensino e Pesquisa (Insper).

Marcus Vinícius Rezende Fagundes Netto

Psicanalista. Psicólogo do Centro de Hematologia e Oncologia do Hospital Israelita Albert Einstein (HIAE). Pós-Graduado em Psicanálise, Subjetividade e Cultura pela Universidade Federal de Juiz de Fora (UFJF). Especialista em Psicologia Hospitalar pela Faculdade de Medicina da Universidade de São Paulo (FMUSP). Especialista em Cuidados Paliativos e Psico-Oncologia pelo Instituto Pallium Latinoamerica – Buenos Aires – Argentina. Mestre em Psicanálise: Clínica e Pesquisa pela Universidade do Estado do Rio de Janeiro (UERJ). Doutorando do Programa de Pós-Graduação em Psicologia Clínica pela Universidade de São Paulo (USP).

Colaboradores

Alyne Lopes Braghetto Batista

Psicóloga do Centro de Oncologia e Hematologia do Hospital Israelita Albert Einstein (HIAE). Especialista em Psicologia Hospitalar pelo Hospital das Clínicas da Faculdade de Medicina da Universidade de São Paulo (HCFMUSP). Extensão em Neuropsicologia pelo Instituto de Medicina Física e Reabilitação do HCFMUSP. Psicóloga Clínica e graduada em Psicologia pela Universidade Presbiteriana Mackenzie.

Ana Fernanda Yamazaki Centrone

Gerente Assistencial/Operacional do Centro de Oncologia e Hematologia do Hospital Israelita Albert Einstein (HIAE). Graduada em Enfermagem pela Universidade de Santo Amaro (Unisa), especialização em Oncologia Clínica.

Ana Lucia Martins da Silva

Psicóloga Clínica e Hospitalar. Psicóloga Sênior do Departamento de Pacientes Graves do Hospital Israelita Albert Einstein (HIAE).

Bernard Prado

Médico formado pela Faculdade de Medicina da Universidade Federal do Pará (UFPA). Residência em Clínica Médica no Hospital Santa Marcelina. Residência em Oncologia Clínica no Hospital Israelita Albert Einstein (HIAE). Oncologista Clínico do Centro de Oncologia e Hematologia Família Dayan-Daycoval e Médico da Equipe de Cuidados Paliativos e Suporte ao Paciente do HIAE.

Ellen Brandalezi

Psicopedagoga e Supervisora de Brinquedoteca da Unidade de Internação da Pediatria e do Centro de Oncologia e Hematologia do Hospital Israelita Albert Einstein (HIAE). Graduação em Pedagogia pela Universidade Santa Cecília (Unisanta). Especialização em Psicopedagogia Institucional e Clínica pela Unisanta. Extensão em Pedagogia Hospitalar pela Pontifícia Universidade Católica de São Paulo (PUCSP). Aperfeiçoamento em Neuroaprendizagem pela Faculdade de Medicina do ABC (FMABC).

Iris Ruggi

Pedagoga pelo Externato Sagrado Coração de Jesus. Voluntária no Hospital Israelita Albert Einstein (HIAE) na área de Oncologia.

Juliana Gibello

Psicóloga Hospitalar no Departamento de Pacientes Graves do Hospital Israelita Albert Einstein (HIAE). Coordenadora da Pós-Graduação em Cuidados Paliativos (SP/RJ) no Instituto Israelita de Ensino e Pesquisa. Coordenadora dos Cursos de Atualização em Psicologia Hospitalar no Instituto Israelita de Ensino e Pesquisa. Graduação em Psicologia pela Universidade Estadual Paulista (Unesp). Especialização em Psicologia Hospitalar pelo HIAE. Pós-Graduação em Cuidados Paliativos e Psico-Oncologia pelo Instituto Pallium Latinoamérica – Buenos Aires/Argentina. Mestranda pelo Departamento de Psiquiatria da Universidade Federal de São Paulo (Unifesp). Psicóloga Clínica e Psicanalista.

Lucianne Ferreira Areal

Psicóloga referência do Ambulatório de Quimioterapia Adulto do Centro de Oncologia e Hematologia do Hospital Israelita Albert Einstein (HIAE). Especialista em Neuropsicologia pelo Instituto de Doenças Neurológicas do Estado de São Paulo (Inesp). Especialista em Clínica Analítico-Comportamental pelo Núcleo Paradigma.

Maiara Mattosinho Soares Zukauskas

Psicóloga do Centro de Oncologia e Hematologia do Hospital Israelita Albert Einstein (HIAE). Psicóloga Clínica e Especialista em Psicologia Hospitalar pela Faculdade de Medicina do ABC (FMABC). Especialista em Psico-Oncologia pelo Hospital Santa Paula.

Maria Celia Malta Campos

Presidente da Associação Brasileira de Brinquedotecas (ABBri). Doutora em Psicologia Escolar e do Desenvolvimento Humano pelo Instituto de Psicologia da Universidade de São Paulo (IPUSP). Pedagoga com especialização em Psicopedagogia.

Maria Júlia Kovács

Professora Livre-Docente do Instituto de Psicologia da Universidade de São Paulo (IPUSP). Coordenadora do Laboratório de Estudos sobre a Morte. Coordenadora do Projeto "Falando de Morte".

Maria Lívia Tourinho Moretto

Professora-Doutora do Departamento de Psicologia Clínica do Instituto de Psicologia da Universidade de São Paulo (IPUSP). Presidente da Comissão de Pesquisa do IPUSP e Vice-Coordenadora e Orientadora do Programa de Pós-Graduação em Psicologia Clínica do IPUSP. Psicanalista, Membro do Fórum do Campo Lacaniano de São Paulo. Mestrado em Psicologia na Universidade São Marcos. Doutora em Psicologia Clínica pela Universidade de São Paulo (USP). Mestre em Psicologia Clínica pela Pontifícia Universidade Católica de São Paulo (PUCSP).

Marita Iglesias Aquino

Psicóloga do Centro de Oncologia e Hematologia do Hospital Israelita Albert Einstein (HIAE). Pós-Graduada em Psicologia Hospitalar pela Pontifícia Universidade Católica de Campinas (PUCCamp). Pós-Graduada em Psicologia Clínica e da Saúde.

Melina Blanco Amarins

Psicóloga e Psicopedagoga do Setor da Materno-Infantil e da Clínica de Especialidades Pediátricas do Hospital Israelita Albert Einstein (HIAE). Especialista em Psicologia Hospitalar pelo Hospital das Clínicas da Faculdade de Medicina da Universidade de São Paulo (HCFMUSP). Especialista em Psicopedagogia pela Universidade São Marcos. Psicóloga Clínica. Aperfeiçoamento em Winnicot.

Mileny Maloni Tomaz

Graduada em Administração de Empresas pela Universidade Camilo Castelo Branco (Unicastelo). Pós-Graduada em Administração de Negócios pela Universidade Presbiteriana Mackenzie. MBA em Finanças e Economia pela Brazilian Business School.

Monique Sedlmaier França

Oncologista Clínica do Hospital Israelita Albert Einstein (HIAE). Preceptora do Programa de Residência em Cancerologia Clínica do HIAE. Graduada em Medicina pela Universidade Federal de Minas Gerais (UFMG). Residência em Cancerologia Clínica no HIAE.

Paula Adriana Rodrigues de Gouveia

Psicóloga graduada pela Pontifícia Universidade Católica de São Paulo (PUCSP). Especialista em Neuropsicologia pelo Conselho Regional de Psicologia de São Paulo (CRPSP). Aprimoramento em Terapia Cognitivo-Comportamental pelo Ambulatório de Ansiedade do Hospital das Clínicas da Faculdade de Medicina da Universidade de São Paulo (Amban/HCFMUSP). Mestre em Ciências pelo Departamento de Psicobiologia da Escola Paulista de Medicina da Universidade Federal de São Paulo (EPM/Unifesp). Psicóloga Sênior do Setor de Neuropsicologia do Centro de Reabilitação do Hospital Israelita Albert Einstein (HIAE).

Sabrina Rosa de Lima Matos

Enfermeira do Centro de Oncologia e Hematologia do Hospital Israelita Albert Einstein (HIAE). Especialista em Enfermagem Oncológica para Universidade Cruzeiro do Sul (Unicsul).

Tatiana Bukstein Vainboim

Psicóloga. Psico-Oncologista. Membro da Diretoria Estadual São Paulo da Sociedade Brasileira de Psico-Oncologia. Mestrado em Neurologia pela Faculdade de Medicina da Universidade de São Paulo (FMUSP). Especialista em Psicologia Hospitalar pelo Hospital das Clínicas da Faculdade de Medicina da Universidade de São Paulo (HCFMUSP).

Taymara Ramos Verdun

Especialista em Análise Aplicada do Comportamento em Crianças com Desenvolvimento Atípico e Autismo pelo Núcleo Paradigma. Aprimoramento em Neuropsicologia Infantil pela Unidade de Psiquiatria da Infância e Adolescência (UPIA) na Universidade Federal de São Paulo (Unifesp). Extensão Universitária em Psicopatologia da Infância e Adolescência pela Unifesp. Graduação em Psicologia pela Universidade Presbiteriana Mackenzie. Psicóloga Clínica e Neuropsicóloga Infantil do Serviço de Neuropsicologia do Centro de Reabilitação do Hospital Israelita Albert Einstein (HIAE).

Vanessa Alegretti Cosi

Aprimoranda de Psicologia em Hospital Geral pelo Hospital das Clínicas da Faculdade de Medicina da Universidade de São Paulo (HCFMUSP). Graduada em Psicologia pela Universidade Cruzeiro do Sul (Unicsul).

Vladimir Galvão

Graduação pela Universidade Federal do Rio Grande do Norte (UFRN). Clínica Médica pela Universidade Federal de Uberlândia (UFU) e em Oncologia Clínica pelo Hospital Israelita Albert Einstein (HIAE). Oncologista Clínico do HIAE.

Dedicatórias

Aos pacientes e familiares, que com a sua narrativa singular despertam em nós a curiosidade necessária e particularizada à clínica de cada caso.

Às nossas equipes de trabalho, pela confiança e parceria.

Agradecimentos

Ao Dr. Sidney Klajner, presidente da Sociedade Beneficente Israelita Brasileira Albert Einstein (SBIBAE), pela valorização e pelo reconhecimento da assistência psicológica como parte fundamental do cuidado integral de pacientes e familiares.

Ao Dr. Wilson Leite Pedreira Júnior, pelo incentivo e aposta neste projeto.

A todos os diretores, gerentes, coordenadores e membros da equipe assistencial que contribuíram, direta ou indiretamente, com o nosso trabalho.

Aos autores, que generosamente nos brindaram com seu conhecimento e sua experiência, tão fundamentais para a confecção deste livro.

À Editora Atheneu, pelo significativo apoio para a produção deste trabalho.

Apresentação

Os avanços técnico-científicos no campo da medicina têm possibilitado o aumento das chances de cura de neoplasias antes fatais e, ao mesmo tempo, proporcionado um controle de sintomas mais eficaz e consequente melhora na qualidade de vida dos pacientes acometidos por uma doença oncológica ainda incurável.

Todavia, independentemente disso, o diagnóstico de câncer representa um marco na vida do paciente e de seus familiares e pode levar a questões antes nunca consideradas.

Com isso, antes, a percepção era de que se tinha um corpo sadio, agora é de um "corpo que se trai, que prega uma peça de mau gosto em si mesmo"*. Além disso, antes, a expectativa era de uma vida promissora e cheia de planos, agora há muitas incertezas e "uma maior consciência da própria finitude". Finalmente, antes, havia a identificação com certos papéis e funções sociais que conferiam um lugar subjetivo ao paciente – pai, mãe, marido, namorada, médico, arquiteto, artista – agora, em alguns casos, a sensação é de ser "somente um paciente oncológico".

Assim, independentemente do sentido atribuído ao câncer, que pode ser entendido, por exemplo, como um alerta para se viver melhor e "parar de reclamar à toa", ou visto como uma ameaça ou "sentença de morte", fato é que a vida do paciente e de sua família nunca mais será vivida da mesma forma, mesmo quando há cura.

Ou seja, ao estar frente a frente com alguém cuja existência foi atravessada por uma doença oncológica, é importante estarmos avisados de que seu sofrimento extrapola a esfera física. Ora, o corpo não se resume ao organismo. O corpo é também invólucro de uma história singular, permeada por crenças e relações.

Tendo isso em vista, o Centro de Oncologia e Hematologia do Hospital Israelita Albert Einstein (HIAE), oferece a seus pacientes as chamadas "Terapias de Suporte", que compõem o tratamento oncológico por meio da atuação de profissionais da Enfermagem, Psicologia, Nutrologia, Nutrição, Oncogeriatria, Cuidados Paliativos, Odontologia, Medicina Integrativa e Fisioterapia, com vistas a prestar uma assistência coordenada e individualizada ao paciente oncológico e familiares, levando em consideração suas necessidades físicas, psíquicas, espirituais e sociais.

---

* As passagens entre aspas fazem referência a falas de pacientes comumente escutadas pelos mais diversos profissionais da equipe de saúde na oncologia.

Assim, o leitor tem em mãos o testemunho de anos de trabalho de profissionais das mais diversas áreas, que decidiram dividir suas experiências e conhecimentos para compor aqui a Série *Terapias de Suporte em Oncologia – Um Cuidado Centrado no Paciente*. Nosso objetivo principal é, portanto, instrumentalizar e sensibilizar estudantes e profissionais da saúde com relação à importância do trabalho interdisciplinar, naquilo que se refere ao cuidado integrado ao paciente e sua família.

O conteúdo técnico-científico dos textos presentes na Série *Terapias de Suporte em Oncologia – Um Cuidado Centrado no Paciente* é de responsabilidade dos autores, bem como dos organizadores de cada um dos volumes.

Marcus Vinícius Rezende Fagundes Netto
Denise Tiemi Noguchi
Organizadores da Série

Wilson Leite Pedreira Junior
Presidente do Grupo Cura/Merya. Ex-Diretor Executivo de Oncologia
e Hematologia do Hospital Israelita Albert Einstein (HIAE). Doutor em
Pneumologia pela Faculdade de Medicina da Universidade
de São Paulo (FMUSP). MBA pela Fundação Dom Cabral (FDC).
Pós-MBA pela Northwestern University – Kellogg School of Management

Prefácio

A Psicologia Hospitalar na Oncologia

O diagnóstico de câncer traz consigo um grande impacto emocional para pacientes e familiares. Associado à complexidade dos problemas decorrentes do tratamento, apresenta potencial de causar prejuízos adicionais relacionados à baixa autoestima, incerteza em relação ao futuro e ansiedade. Tais questões, se não tratadas adequadamente, podem gerar depressão, aumentando a dificuldade de relacionamento e prejudicando todo o conjunto do tratamento oncológico.

O trabalho do psicólogo tem papel fundamental nesse processo, na medida em que oferece o apoio necessário para o enfrentamento do choque inicial e de todas as transformações na vida e na rotina de pacientes e familiares no decorrer dos ciclos de cuidado do câncer.

Esta obra traz à luz uma rica abordagem sobre o tema, com a contribuição de especialistas oriundos de diferentes áreas de atuação, oferecendo sua visão particular, respaldada em evidência científica sobre esse delicado momento na vida de milhares de pessoas, entre adultos e crianças.

Devido à necessidade de tratamentos longos e, muitas vezes, agressivos, o câncer infantil mereceu um capítulo especial, com uma visão sobre a abrangência da pediatria oncológica e todas as suas implicações psicológicas. O acolhimento e a orientação de angústias, dúvidas e tristezas de crianças, pais e familiares têm mostrado que o tratamento oncológico vai além dos aspectos estritamente médicos.

A *Psicologia Hospitalar na Oncologia* apresenta em detalhes a importância dos suportes psicossocial e psicoterapêutico em pacientes oncológicos, indicando as mais diversas possibilidades de auxílio na busca da melhor qualidade de vida possível durante sua reabilitação.

Abrangente, trata também dos aspectos psicológicos a serem observados, relacionados a todos os profissionais envolvidos no tratamento, do sofrimento emocional associado ao trabalho diário com tais pacientes, considerando toda a equipe multidisciplinar. Aborda a atuação do psicólogo nas dificuldades de relacionamento profissional e demandas pessoais, como transtornos de humor e de ansiedade.

Na área de cuidados paliativos, apresenta a questão do acolhimento de familiares e cuidadores, para a adequada elaboração de sensações comuns em tais processos, como a impotência diante do sofrimento e da dor, a necessidade de reorganização física, psicológica e social e o suporte emocional por ocasião da perda.

A detecção precoce do câncer, os avanços tecnológicos e a terapêutica adequada fortalecem o papel deste profissional e sua atuação no acolhimento de pacientes, familiares e profissionais da saúde, no estabelecimento de vínculos entre essas partes, no esclarecimento de dúvidas quanto a sentimentos e emoções, na desmistificação de conceitos equivocados, na adaptação a novos ambientes e estilos de vida, com vistas a proporcionar bem-estar psicológico e melhores condições para o enfrentamento da doença.

A residência médica em Oncologia também mereceu abordagem específica, com o propósito de auxiliar os futuros profissionais da área a identificar sintomas psíquicos de seus pacientes, bem como a desenvolver habilidades importantes naquilo que diz respeito à relação médico-paciente.

Estruturada em diversos países do mundo, a atuação da psicologia na Oncologia ganhou corpo a partir do trabalho desses profissionais, que se ocupam da clínica, pesquisa e ensino do tema. Por meio desta área do saber, a comunidade científica reconhece que o câncer, seu tratamento e remissão são influenciados pelas questões físicas, emocionais, sociais e espirituais no diagnóstico e tratamento.

O avanço na demanda pela assistência psicológica ao paciente oncológico reforça a necessidade cada vez maior de publicações como esta, voltadas a uma abordagem da singularidade de cada caso e à necessidade de conciliação entre a medicina de evidências e a vivência diária com o paciente. Seu papel é contribuir com métodos de intervenção para o atendimento integral a pacientes, familiares e equipes de saúde na redução do *stress*, alívio do sofrimento, equilíbrio do humor e da ansiedade, resgatando a humanização como suporte no tratamento dessa doença que altera o significado de vida do paciente e de todas as pessoas ao seu redor.

Sidney Klajner
Presidente da Sociedade Beneficente
Israelita Brasileira Albert Einstein (SBIBAE)

Sumário

Seção I
A PSICOLOGIA HOSPITALAR NA ONCOLOGIA

1. Descrição e implementação do serviço de psicologia na oncologia.................. 3
   ■ Ana Merzel Kernkraut ■ Marcus Vinícius Rezende Fagundes Netto

2. A atuação do psicólogo 13

   2.1. No diagnóstico 13
      ■ Lucianne Ferreira Areal ■ Marcus Vinícius Rezende Fagundes Netto

   2.2. Na internação oncológica e cirúrgica 16
      ■ Lucianne Ferreira Areal ■ Marcus Vinícius Rezende Fagundes Netto

   2.3. No transplante de medula óssea... 18
      ■ Lucianne Ferreira Areal ■ Marita Iglesias Aquino

   2.4. Nos ambulatórios 21
      ■ Alyne Lopes Braghetto Batista ■ Maiara Mattosinho Soares Zukauskas

3. Assistência psicológica a familiares mediante o adoecimento.......................... 25
   ■ Maiara Mattosinho Soares Zukauskas ■ Marcus Vinícius Rezende Fagundes Netto
   ■ Vanessa Alegretti Cosi

4. Avaliação e acompanhamento de crianças na onco-hematologia e na oncologia 33
   ■ Alyne Lopes Braghetto Batista ■ Lucianne Ferreira Areal
   ■ Maiara Mattosinho Soares Zukauskas

5. Interface com a terapia intensiva (UTI-p/UTIA-consultórios) 39
   ■ Ana Lucia Martins da Silva ■ Marita Iglesias Aquino ■ Melina Blanco Amarins

6. A atuação da psicopedagogia na oncologia 45
   ■ Ellen Brandalezi ■ Melina Blanco Amarins ■ Maria Celia Malta Campos
   ■ Ana Merzel Kernkraut ■ Ana Fernanda Yamazaki Centrone

Seção II
CUIDADOS PALIATIVOS E TERMINALIDADE EM ONCOLOGIA

7. Cuidados paliativos, oncologia e psicanálise.. 65
- Marcus Vinícius Rezende Fagundes Netto ■ Maria Lívia Tourinho Moretto
- Marita Iglesias Aquino

8. Terminalidade e luto 75
- Juliana Gibello ■ Marcus Vinícius Rezende Fagundes Netto
- Maria Júlia Kovács

Seção III
ATUAÇÃO COM A EQUIPE MULTIPROFISSIONAL DA ONCOLOGIA

9. A construção de caso clínico com a equipe multidisciplinar 85
- Alyne Lopes Braghetto Batista ■ Marcus Vinícius Rezende Fagundes Netto
- Maria Lívia Tourinho Moretto

10. A dor do profissional... 91
- Marcus Vinícius Rezende Fagundes Netto ■ Maria Júlia Kovács
- Marita Iglesias Aquino

11. Possibilidades de atuação com o profissional de oncologia........................... 103
- Alyne Lopes Braghetto Batista ■ Ana Merzel Kernkraut ■ Lucianne Ferreira Areal
- Maiara Mattosinho Soares Zukauskas

12. A seleção dos candidatos à residência médica em oncologia e a psicanálise 109
- Marcus Vinícius Rezende Fagundes Netto ■ Bernard Prado
- Monique Sedlmaier França

13. Grupo com residentes: contribuições da psicanálise para a formação médica.... 115
- Marcus Vinícius Rezende Fagundes Netto ■ Vladimir Galvão

Seção IV
TEMAS ESPECÍFICOS EM ONCOLOGIA

14. A representação da doença oncológica nas diversas fases da vida 125
- Tatiana Bukstein Vainboim

15. Contribuições da neuropsicologia na assistência ao paciente oncológico 133
- Paula Adriana Rodrigues de Gouveia ■ Taymara Ramos Verdun

16. Sexualidade e oncologia 139

■ Alyne Lopes Braghetto Batista ■ Maiara Mattosinho Soares Zukauskas
■ Sabrina Rosa de Lima Matos

17. Ações de humanização na oncologia 147

■ Ellen Brandalezi ■ Maiara Mattosinho Soares Zukauskas ■ Iris Ruggi
■ Mileny Maloni Tomaz

Índice remissivo 153

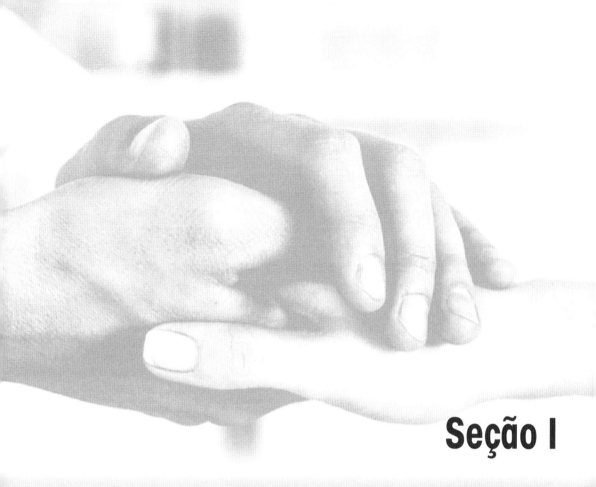

Seção I

A psicologia hospitalar na oncologia

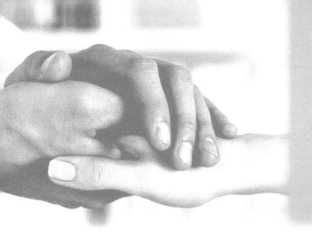

Capítulo 1

Ana Merzel Kernkraut
Marcus Vinícius Rezende Fagundes Netto

Descrição e implementação do serviço de psicologia na oncologia

Uma das primeiras tarefas com que o psicólogo se depara ao entrar em uma instituição de saúde é com relação a como ele se posicionará diante das demandas de pacientes, familiares, equipe multidisciplinar e da própria instituição, naquilo que se refere ao reconhecimento, manejo e tratamento do sofrimento psíquico. Portanto, o objetivo deste capítulo é discutir as possibilidades de atuação do profissional psicólogo perante diferentes cenários.

No Brasil, não existe uma regulamentação informando o número de psicólogos que deve atuar em cada área dentro de um hospital. Assim, os serviços se organizam conforme a demanda de cada local. Por outro lado, a Portaria n. 140, do Ministério da Saúde, emitida em 27 de fevereiro de 2014, redefine os critérios para implementação e organização de estabelecimentos de saúde que atuam na área oncológica do Sistema Único de Saúde (SUS). Dessa forma, sugere que deve existir uma equipe multiprofissional e multidisciplinar que contemple atividades técnico-assistenciais realizadas em regime ambulatorial e de internação, de rotina e de urgência[1]. Entretanto, para se falar da implementação de um serviço de psicologia na oncologia, é importante que possamos, primeiramente, partir das seguintes perguntas:

O que seria um serviço? Quais seriam suas principais características?

Por serviço entende-se qualquer atividade realizada por pessoas que tem como proposta atender as necessidades do outro, e a atividade exercida pode ser entendida de várias maneiras, isto é, se um paciente em potencial precisa realizar um tratamento qualquer, pode conhecer a reputação do local de tratamento ou da equipe que ali trabalha. Entretanto, uma vez tornando-se paciente, sua experiência com aquele serviço será única e baseada na sua expectativa e no seu conceito do que é ou não um bom serviço (tempo de espera, tempo de atendimento, cordialidade etc.). Ou seja, aquilo que define um serviço como bom ou ruim não diz de algo material. Assim, existem algumas características comuns a qualquer tipo de serviço, como a *heterogeneidade*, pois um serviço é diferente do outro, ainda que ambos se ocupem do mesmo fim, são *inestocáveis*, pois não pode ser guardado ou armazenado, são *intangíveis*, pois não se pode pegar ou manipular, e, por fim, os serviços são *inseparáveis*, pois a produção e entrega são praticamente simultâneas e, dessa maneira, a percepção de qualidade do serviço está relacionada à maneira como ele é executado[2].

Assim, na inexistência de uma diretriz sobre a implementação de serviço de psicologia e dependendo do número de profissionais que comporá o serviço, faz-se necessário pensar em quais são as prioridades. O ideal é que houvesse disponibilidade de atender todos os pacientes, mas é preciso focar no que é possível fazer, diante da escassez de profissionais.

Com isso, ao implementar um serviço de psicologia, o profissional precisa propor atividades que possam ser perenes ao longo do tempo, isto é, que a atividade aconteça baseada no escopo determinado para o serviço e que não seja regulado pela disponibilidade do profissional. Por exemplo, a realização de avaliação psicológica e seguimento não pode ficar dependente da disponibilidade do profissional, mas precisa ser vista enquanto um processo previsto pelo serviço. É isso que nos dará notícias daqueles processos que são ou não possíveis. Dessa forma, idealmente, a implementação de um serviço de psicologia não deve se dar sem antes serem levantadas algumas questões:

- *Que tipo de serviço é oferecido em minha instituição?* Pode ser que seja uma clínica, onde sejam realizados tratamentos de quimioterapia, radioterapia, o que delineará os atendimentos como ambulatoriais. Por outro lado, se for um hospital que contenha internação de pacientes cirúrgicos e clínicos, eles poderão ser atendidos em regime de internação e/ou ambulatorial.
- *Qual a população atendida? São atendidas crianças, adultos, portadores de alguma patologia específica? A partir disso, quais são as especificidades desses tipos de clínica?* Por exemplo, a clínica com crianças supõe também o atendimento aos pais, o que, consequentemente, exige uma maior disponibilidade de tempo do profissional.

- *Qual a fonte de financiamento dos pacientes? São pacientes de serviço público ou privado?* O atendimento psicológico tem caráter assistencial (com cobrança para o paciente) ou caráter de humanização (realizado sem ter ônus financeiro ao paciente).
- *Qual o número de pacientes atendidos por dia ou por mês? Existe predominância de algum tipo de patologia ou de serviço que é utilizado na sua instituição?* Suponhamos então que exista na instituição uma unidade de pacientes em cuidados paliativos e/ou em fim de vida. Diante dessa realidade, seria mais interessante que o psicólogo pudesse trabalhar como interconsultor, e não avaliando todos os pacientes. Afinal, neste tipo de clínica talvez seja importante não só um acompanhamento mais frequente do paciente, mas também o atendimento a seus familiares, demandando um maior tempo do profissional, e, com isso, impossibilitando-o de atender todos os casos.

Como podemos perceber, estas informações preliminares são fundamentais, pois nos darão uma ideia não só do que será possível de realizar, mas também a melhor forma de implantação de um serviço de psicologia em uma dada instituição. Além disso, é de extrema importância que o psicólogo converse com a direção a fim de definir o objetivo da intervenção psicológica. Afinal, a pergunta com relação ao motivo pelo qual a direção quer ter um psicólogo na organização auxiliará no balizamento das expectativas com relação à sua atuação.

Afinal, é comum a equipe de saúde ter uma expectativa muito alta com relação ao trabalho do psicólogo. Por isso, é importante o alinhamento das atividades para que o trabalho que será desenvolvido pelo psicólogo não seja superestimado. O psicólogo deve, com isso, contextualizar as possibilidades de atuação, bem como suas limitações, caso contrário, não será possível responder de maneira adequada a todo tipo de solicitação.

Para tanto, a educação da equipe de saúde com relação aos aspectos psíquicos é de fundamental importância para que o psicólogo seja acionado quando sua participação em um caso trouxer contribuições efetivas. Isso, por sua vez, evitará subnotificações, ou, ao contrário, que o psicólogo seja chamado para resolver questões que a equipe assistencial poderia manejar, independentemente da presença do psicólogo.

Assim, muitas vezes, o paciente ou familiar encontra-se em notável sofrimento psíquico, mas o profissional de saúde considera a sua percepção como sendo a forma natural de lidar perante determinada situação: "Se eu estivesse na situação do paciente, estaria me sentindo da mesma maneira". Nesse caso, o profissional de saúde não valoriza devidamente o que o paciente ou familiar está sentindo e, portanto, não consegue oferecer uma assistência adequada, por meio do encaminhamento para o serviço de psicologia.

Por outro lado, não é incomum que o profissional de saúde acione o psicólogo diante da presença do sintoma de choro, como se esse fosse um sinal de que o paciente não está lidando bem com a situação. Nesse caso, devemos ter cuidado ao responder o chamado. Vamos imaginar que o paciente está chorando porque acabou de receber um diagnóstico difícil. O sinal do choro em si é uma expressão de tristeza. Portanto, teremos que avaliar como essa situação irá evoluir, já que, talvez neste momento, não seja pertinente a entrada do psicólogo. Afinal, o choro, como sinal isolado, pode não ser indicativo de necessidade de atenção psicológica.

Temos que considerar também que a psicopatologia está presente na população e não se limita aos pacientes hospitalizados. Assim, quando as pessoas adoecem e necessitam de tratamento, são recebidos em nossa

instituição Dessa maneira, encontraremos pacientes que são vistos como adequados, polidos e bem-educados, mas também encontraremos pessoas que, de acordo com a equipe, apresentam comportamento disruptivo, são mal-educados e, com frequência, a equipe tem muita dificuldade de lidar porque são pacientes ou familiares nomeados como "difíceis". Primeiramente, cabe ressaltar que o sofrimento psíquico não está relacionado à adequação ou inadequação. Um paciente quieto e aderente às orientações pode estar em mais sofrimento do que aquele considerado "de difícil manejo". Sendo em um caso ou no outro, é importante que o psicólogo e equipe multiprofissional, por meio de discussões de caso, estabeleçam a melhor forma de assistência ao paciente, que pode ou não incluir a assistência psicológica.

Com isso, independentemente da situação, é fundamental que o psicólogo elucide para a equipe o tipo de funcionamento psíquico do paciente e consiga expor as limitações do seu trabalho, pois, com frequência, a equipe deposita no psicólogo a expectativa de que ele possa vir a modificar algo que não seja passível de mudança, já que diz de traço estrutural do paciente e/ou do familiar. Atrelado a isso, uma das tarefas do psicólogo com a equipe é educá-la e capacitá-la para a promoção do cuidado emocional do paciente e de seus familiares, já que é algo que se espera de toda a equipe de saúde e não apenas do psicólogo. Entretanto, é importante reforçar que o tratamento do sofrimento psíquico, este sim, é exclusivo do psicólogo, que está habilitado para lidar com essas questões.

Dessa maneira, em se tratando da oncologia, paciente e familiares, diante de um diagnóstico oncológico, podem estar mais fragilizados emocionalmente. Portanto, a equipe que assiste essa população deve estar preparada para lidar com o sofrimento emocional do paciente e do familiar, que, muitas vezes, é expresso por meio de comportamentos que variam de um silêncio e quietude ensurdecedores até a agressividade aparentemente gratuita. Assim, oferecer suporte emocional tanto em um caso como em outro é uma competência fundamental a ser desenvolvida por toda a equipe para a realização de uma boa assistência. Outro aspecto que o psicólogo deve considerar é o tipo de atenção psíquica que existe para os profissionais que trabalham na área oncológica, já que esta é uma área que apresenta uma demanda emocional inegável para todos os membros da equipe que estão envolvidos no cuidado do paciente e de seu familiar.

Entretanto, o que justificaria o encaminhamento para a psicologia? Ou seja, partindo do pressuposto de que há um sofrimento inerente a qualquer situação de adoecimento e que este não pode ser sanado, como identificar o paciente que poderia desfrutar do atendimento psicológico? Ser capaz de responder a essa pergunta é importante não só para o psicólogo, mas também para os outros profissionais da equipe de saúde. Afinal, geralmente são as equipes médica, de enfermagem, de nutrição e de fisioterapia que têm um contato diário com o paciente, e, percebendo seu sofrimento, realiza o encaminhamento para a psicologia.

Todavia, se o psicólogo tiver claro para si quando sua entrada em um caso é de fato necessária, isso o auxiliará na instrumentalização da equipe com relação à identificação do sofrimento psíquico e também na realização do encaminhamento. Ou seja, o encaminhamento de pacientes com uma demanda legítima para tratamento psicológico é resultado da capacitação da equipe para o reconhecimento do sofrimento psíquico e das possibilidades de sua manifestação. Essa, portanto, é uma maneira de se fazer uma parceria com a equipe assistencial para que haja uma triagem dos pacientes elegíveis de fato para uma avaliação psicológica. Para tanto, é importante que possamos definir o que seria o sintoma psíquico, já que esse é o indicativo

de sofrimento psíquico, e, consequentemente, da necessidade de encaminhamento para o serviço de psicologia.

≡ O sintoma psíquico

Desde Sigmund Freud sabemos que o sintoma psíquico tem um sentido. Entretanto, a palavra "sentido" deve ser compreendida nas suas duas acepções, ou seja, o sintoma tem um significado, mas também uma direção, um endereçamento.

Dessa forma, no contexto hospitalar, e, mais especificamente na oncologia, o sintoma psíquico pode ser identificado naquelas situações em que a equipe se vê interrogada pela maneira com que o paciente se comporta ou se sente, não conseguindo, através do saber médico, interpretar seu mal-estar. A seguir, elencamos algumas dessas situações, a título de ilustração:

- Não adesão ao tratamento, mesmo quando todas as informações foram oferecidas e o paciente demonstra compreendê-las.
- Recusa alimentar, sem causa orgânica ou medicamentosa.
- Dificuldade de dormir ou insônia, que não responde a medidas medicamentosas.
- Sintoma de dor, que não se justifica pelo quadro clínico do paciente.
- Sintoma de dor, que se justifica pelo quadro clínico, mas que não apresenta a resposta esperada a esquema de analgesia utilizado.
- Crises de ansiedade que não são decorrentes da medicação administrada.
- Humor deprimido que se estende demasiadamente após a comunicação de uma má notícia ou que não tem uma causa aparente.
- Questionamentos existenciais e dificuldade de atribuir sentido à vida e/ou ao tratamento diante de um prognóstico ruim.

Assim, como podemos perceber, quando se trata de um sintoma psíquico, não se pode estabelecer uma relação direta de causa e efeito, não há uma explicação unívoca para ele. Assim, enquanto a febre pode ser o sintoma de um quadro de infecção e a dor pode ser decorrente de uma lesão por úlcera de pressão, em se tratando do sintoma psíquico, como vimos anteriormente, essa relação direta não pode ser feita. O sintoma psíquico, portanto, é sinal de que algo não vai bem e pede por interpretação[*].[3]

Com isso, nessas situações, o acompanhamento psicológico poderá proporcionar um espaço de escuta para que o sintoma possa ser alçado do estatuto de queixa para o estatuto de questão e, a partir disso, possa ser endereçado ao psicólogo enquanto enigma a ser decifrado na relação transferencial[4].

Uma vez estabelecido quando o encaminhamento de um paciente para a psicologia se justifica, é importante delimitar como e quando uma solicitação de avaliação ou atendimento será respondida.

☰ Modelos de atenção

Existem basicamente dois caminhos possíveis de atenção. O primeiro deles está relacionado ao estabelecimento de uma atividade de rotina de avaliação de pacientes, podendo ser chamado de consultoria de ligação. Assim, em um ambulatório de quimioterapia

pode-se estabelecer que todos os pacientes recém-diagnosticados e em início de tratamento serão avaliados pelo serviço de psicologia. Por outro lado, um segundo modelo, a interconsulta psicológica, acontece mediante a percepção da equipe de saúde sobre a necessidade de avaliação psicológica e posterior encaminhamento. Como exemplo, podemos pensar em uma unidade de internação em que, a partir da percepção de sofrimento psíquico por parte de um paciente e/ou familiar, os médicos e/ou equipe de enfermagem solicitam a interconsulta com o psicólogo. Os dois modelos têm benefícios e limitações. Vejamos cada um deles separadamente:

■ O modelo de consultoria de ligação

Nesse modelo, o profissional dedica-se à assistência, ao ensino e à pesquisa na instituição onde atua, sendo um membro da equipe de saúde. Dentro desse modelo, o profissional pode realizar atividade de rotina, entrando em contato com todos os pacientes admitidos na unidade ou pode trabalhar a partir da solicitação de avaliação pela equipe[5].

Nesse contexto, as possibilidades de atuação para o psicólogo devem ser delimitadas a partir de sua observação do serviço para propor intervenções que sejam viáveis, considerando, por exemplo, o número de pacientes que circula no serviço, o tipo de situação clínica atendida pela unidade (aguda ou crônica), existência de ambulatórios específicos e o número de psicólogos atuantes. Normalmente, para a escolha por essa forma de trabalho, é necessário considerar o volume de pacientes e os recursos existentes para a realização do atendimento (profissionais e local).

A principal vantagem deste modelo é ter o psicólogo presente no dia a dia das atividades e, com isso, outras possibilidades de atuação se apresentam, quando há, por exemplo, a identificação de necessidade de

---

[*] Cabe ressaltar que essa acepção freudiana acerca do sintoma enquanto metáfora se aplica aos casos de neurose, e não de psicose. Todavia, entendemos que, no hospital, independentemente da estrutura psíquica do paciente, aquilo que mobiliza a equipe e motiva o encaminhamento para o psicólogo sempre tem o caráter de enigma. Sendo assim, compreender o sintoma psíquico enquanto algo que escapa ao saber médico e, por isso, é endereçado ao psicólogo como algo a ser decifrado, parece-nos pertinente, naquilo que toca a delimitação de situações que justificam a interconsulta psicológica. Evidentemente, cabe ao psicólogo, a partir de sua escuta, estabelecer o diagnóstico diferencial entre neurose e psicose para que possa pensar na condução do tratamento.

treinamento da equipe ou implementação de novos programas, protocolos de serviço ou outras formas de assistência ao paciente e familiares.

Assim, imaginando uma unidade com uma circulação intensa de pacientes, temos que propor atividades que possam abarcar o maior número de pessoas que apresenta demanda para a psicologia. Uma das intervenções possíveis é o trabalho em grupo, que pode ter um caráter terapêutico ou de um grupo psicoeducativo. A definição do tipo de grupo a ser instituído depende do objetivo que se deseja alcançar. Normalmente, o grupo deve guardar alguma homogeneidade para que seja possível seu bom funcionamento. Assim, o grupo pode ser formado por pessoas que, por exemplo, apresentam a mesma patologia, têm a mesma idade, encontram-se internadas em uma mesma unidade de internação etc.

Com isso, em uma unidade de internação que atende principalmente pacientes oncológicos em cuidados paliativos é comum que os familiares lá permaneçam por muito tempo acompanhando os pacientes e apresentem sofrimento emocional e psíquico relacionado ao processo de terminalidade de seu ente querido. Todavia, dificilmente o psicólogo poderá escutar todos os familiares. Nesse sentido, o grupo revela-se não apenas como um espaço de escuta e elaboração do sofrimento psíquico, mas também como uma via de triagem daqueles familiares que apresentam demanda para atendimento individual.

Além do trabalho em grupo, outra intervenção muito característica da oncologia é o atendimento psicológico aos pacientes que terminaram o tratamento, mas vez ou outra precisam voltar ao hospital para monitorização, já que a recidiva não é incomum, e àqueles que já são considerados curados, por terem terminado o tratamento há mais de cinco anos. Afinal, com o aumento do conhecimento médico e melhoria na forma de tratamento, o paciente muitas vezes alcança a cura, mas deve ser monitorado com exames de rotina, e um dos enfoques é garantir que haja qualidade de vida dos pacientes e seus familiares após o tratamento oncológico. Diante disso, a equipe de saúde tem se dedicado a propor intervenções que facilitem o acompanhamento clínico e o retorno do paciente e seus familiares às suas rotinas de vida. Pensando nisso, muitos serviços de oncologia têm implementado ambulatórios dedicados ao acompanhamento do paciente no pós-tratamento com atenção multiprofissional. No Brasil, a existência desses ambulatórios é tímida, mas nos Estados Unidos já é uma realidade[6].

No que se refere ao acompanhamento psicológico nesses casos, o que se percebe é que, com o término do tratamento oncológico, o indivíduo precisa fazer um movimento em direção à retomada de suas atividades, e esse é um momento que pode ser fonte de angústia. Não é sem razão, portanto, que, em um estudo, foi observado que os pacientes sobreviventes do câncer apresentaram pior desempenho em escala de avaliação de bem-estar subjetivo em relação ao domínio psicológico do que seus familiares[7].

Finalmente, outro ponto a ser considerado neste modelo de assistência é que, por fazer parte da equipe, o psicólogo pode vir a ser o depositário das dúvidas e angústias daquilo que concerne à saúde mental e ao sofrimento psíquico dos pacientes, mas também da própria equipe. Deste modo, é importante que o psicólogo esteja capacitado a instrumentalizar a equipe na identificação e manejo do sofrimento psíquico dos pacientes e de seus familiares, mas também desenvolver ações junto à instituição para minimização do sofrimento emocional da equipe relacionado ao trabalho.

■ O modelo de interconsulta psicológica

Neste modelo, o profissional de saúde mental é acionado pela equipe multiprofissional para avaliar a pertinência ou não da realização de avaliação psicológica do paciente. Seu papel é, a partir das informações coletadas pelos solicitantes da avaliação, determinar se existe uma real necessidade de avaliação do paciente naquele momento[8].

Nesse caso, o psicólogo está presente na instituição, mas não como um membro efetivo daquela equipe. Assim, como profissional interconsultor de saúde mental, pode receber solicitações de diversos tipos. Há aquelas que são elaboradas, pois, quando chegam ao profissional, trazem consigo elementos para que o psicólogo possa pensar em hipóteses diagnósticas e, caso haja a necessidade de atendimento do paciente, ele tem ciência do motivo pelo qual o profissional de saúde mental foi chamado. Por outro lado, outras solicitações ocorrem quando a equipe entende o sofrimento psíquico como um problema que tem que ser solucionado, não se implicando com relação ao mesmo e depositando no psicólogo a expectativa de resolução. Portanto, cabe ao profissional compreender o contexto no qual ele está inserido a partir das relações já estabelecidas e, dessa forma, propor condutas para que haja uma facilitação no processo de recuperação do paciente[8].

Além disso, podemos destacar que uma das desvantagens de se trabalhar como interconsultor é a menor presença do psicólogo junto à equipe de saúde. Assim, os casos que chegarão para sua assistência são os casos em que um grande incômodo é percebido pela equipe e, posteriormente, direcionado à saúde mental para que haja algum tipo de manejo que auxilie na assistência do paciente e família. Com isso, muitas vezes, o sofrimento psíquico decorrente da hospitalização, do adoecimento e de situações conflituosas entre paciente família e equipe, que poderia ter sido mais bem manejado e ou até mesmo evitado, encontra-se geralmente cronificado quando o psicólogo interconsultor finalmente é chamado.

Finalmente, cabe ressaltar que, independentemente do modelo de atenção, é importante a delimitação daquilo que é ou não uma prioridade de atendimento, pois normalmente em serviços de psicologia não existem muitos profissionais atuando, e, por isso, deve-se ter um critério de definição de tempo de resposta para que a equipe tenha ciência e não crie uma expectativa além do que será possível cumprir. Somente assim o psicólogo poderá atender de maneira efetiva todos os pedidos. Outro aspecto a ser considerado é com relação aos dias que o psicólogo não estará na instituição (fins de semana e feriados, por exemplo) para que, com isso, seja definido como a resposta à solicitação nestas situações acontecerá.

Uma vez delimitadas as situações nas quais o psicólogo poderia dar sua contribuição e descritas as possibilidades de atuação, resta-nos o seguinte questionamento no que diz respeito à implementação de um serviço: como definir a capacidade de atendimento?

≡ Capacidade de atendimento de um serviço

Essa questão é difícil de ser respondida, pois, como mencionamos anteriormente, não há uma regulamentação informando o número de psicólogos por paciente. Dessa forma, normalmente o psicólogo acaba atendendo os pacientes de acordo com sua disponibilidade. Entretanto, ao organizar sua assistência baseando-se em sua capacidade operacional, ele não conseguirá manter constância e uniformidade em seu trabalho e, consequentemente, o serviço sofrerá grande variação em termos de qualidade, dependendo da maior ou menor demanda de pacientes.

Sendo assim, a única maneira de calcular a capacidade operacional é a partir da jornada de trabalho do profissional, que deve ser considerada com parâmetro de 100%. A partir daí, o profissional deve distribuir todas as suas atividades levando em conta as demandas trazidas pela organização e o número de pacientes que circula em cada unidade.

Assim, imaginando uma unidade com uma circulação intensa de pacientes, temos que propor atividades que possam abarcar o maior número de pessoas que apresente demanda para a psicologia, como o trabalho em grupo. Se, por outro lado, existe uma unidade em que o volume de pacientes é baixo, podemos pensar em assistência individualizada a partir de uma identificação dos pacientes que têm necessidade de abordagem pela psicologia.

Além disso, deve-se ressaltar que uma das questões que o profissional de saúde mental deve considerar é a de responder à demanda da equipe sem crivo, aceitando todos os pedidos de intervenção sem levar em conta todos os aspectos que estão envolvidos. Essa pode ser uma armadilha no trabalho do psicólogo, que poderá ser fonte de frustração devido à sensação de não estar realizando um bom trabalho, ao não conseguir atender todos os pedidos. Além disso, não podemos nos esquecer que há situações nas quais a entrada do psicólogo pode trazer mais malefícios do que benefícios.

Na oncologia, principalmente nos casos em que o paciente se encontra fora de uma perspectiva curativa de tratamento, não é infrequente o psicólogo ser chamado "para preparar o terreno" para a comunicação de um prognóstico fechado. Todavia, nessas situações, o paciente geralmente hipotetiza: "devo ter algo grave, já que chamaram o psicólogo". Isso pode acarretar uma intensa angústia no paciente, sem a possibilidade de o psicólogo lhe responder às questões que geralmente são precipitadas nesse momento, uma vez que comunicação de diagnóstico e prognóstico é uma conduta médica. O saber médico pode dar contorno à angústia, diante da impossibilidade de cura, já que é capaz de mostrar não apenas o limite, mas também as possibilidades. Ou seja, se não é possível curar a causa da doença, isso não quer dizer que os sintomas não possam ser controlados, minimizando o sofrimento.

Essa situação clínica, que não é incomum na cena hospitalar, leva-nos então a discutir um conceito importante: a demanda. Se entendemos demanda como algo que necessariamente deve ser atendido, podemos deixar de fazer aquilo que é específico do nosso trabalho: a escuta clínica.

Como exemplo, pensemos em uma equipe médica da oncologia que solicita que um paciente seja atendido com o objetivo de convencê-lo a utilizar uma touca durante o tratamento quimioterápico para evitar a queda de seus cabelos. Caso o psicólogo entenda que deve responder prontamente a esse pedido, pode deixar de escutar o significado que o cabelo tem para aquele paciente, que pode ser outro, e não de algo que não deva ser perdido. Ou seja, o cabelo que não cai para o paciente representa algo que o "engana", impedindo-o de se ver como doente e, consequentemente, de tomar os medicamentos corretamente.

Assim, devemos ter em mente duas características da demanda: primeiramente, a demanda é intransitiva, ou seja, não tem um objeto último que a satisfaça. Há sempre um além e um aquém à demanda. E isso ocorre devido a uma outra característica da demanda: toda demanda é de amor. Amor aqui deve ser entendido como aquilo que convoca a complementaridade ilusória do dois se fazer um. Portanto, como seres atravessados pela falta, responder à demanda configura-se uma impossibilidade lógica[9].

Por isso, diante da demanda, não se trata de dizer "sim" ou "não", mas de acolhê-la, colocando-a em suspenso para se ter acesso ao que se articula por meio dela em estado latente. No exemplo acima, se o trabalho realizado fosse na direção de "convencer" o paciente a usar a touca evitando a perda, ficaríamos surdos para aquilo que se encontrava latente: o véu erigido pelo cabelo, que impossibilitava que o paciente pudesse se olhar como doente, e, com isso, tratar-se.

Dessa maneira, é importante que o psicólogo escute a demanda do paciente ou da equipe, avisado de que sempre o que se objetiva é a completude, o todo, a felicidade sem sombras. Como isso não é possível, resta-nos escutar aquilo que escapa à demanda, e que, por isso mesmo, tem peso de verdade para aquele que toma a palavra[10].

≡ Considerações finais

Como pudemos perceber, a constituição de um serviço de psicologia não tem uma regra pré-formatada que irá atender a todos os tipos de serviço em todas as instituições. Por isso, é importante conhecer as características da instituição, entender as necessidades e pensar quais intervenções são adequadas, considerando todas as variáveis envolvidas.

Atrelado a isso, percebe-se que a instituição de um bom serviço de psicologia, seja ele na oncologia ou em qualquer outra área, não acontece sem uma relação intrínseca entre a vertente clínica e institucional do trabalho do psicólogo. Assim, a clínica do caso a caso é atravessada a todo momento pelas questões institucionais. Por isso, ambas devem ser levadas em conta para que se possa acolher as demandas de forma a diferenciar aquelas que denotam a necessidade de intervenção do psicólogo com o paciente daquelas que apontam para a necessidade de um trabalho com a equipe.

≡ Referências

1. Ministério da Saúde.
2. Kernkraut AM, Silva AL Martins da, Gibello J. O psicólogo no hospital. 1st ed. Sao Paulo: Blucher; 2017. 496 p.
3. Freud S. Conferências introdutórias sobre psicanálise (parte III) v. XVI. 1916.
4. Quinet A. As 4 + 1 Condições da Análise [Internet]. 12th ed. Rio de Janeiro: Jorge Zahar; 2009. 114 p. Available from: https://www.mendeley.com/viewer/?fileId=3906aaad-653f-55c7-3b84-e1c6cb964036&documentId=f8928d-78-b066-36d9-b376-8a29ac425a4a.
5. Kernkraut, Ana Merzel; Silva, Ana Lucia Martins da; Gibello J. O psicólogo no hospital. 1st ed. São Paulo: Blucher; 2017. 1-496 p.
6. Rabin E, de Aguiar Cicolella D, Lírio Campo L, Zelmanowicz A, Correa da Silva J, Lourenço J, et al. Ambulatório de seguimento a pacientes oncológicos pós tratamento: sistematização e implantação da consulta de enfermagem ambulatorial Área temática: Saúde.
7. Naves JF, Cristina T, Ferreira de Araujo C. Qualidade de vida e bem-estar subjetivo de sobreviventes ao câncer ósseo: percepção de sobreviventes e familiares. 2015;19(3):351-63.
8. Botega. Prática psiquiátrica no hospital geral. 4. ed. Lima LB de, editor. Porto Alegre: Artmed; 2017. 1-522 p.
9. Maurano D. Para que serve a psicanálise? Rio de Janeiro; Jorge Zahar, 2003.
10. Lacan J. O Seminário, livro 7. A ética da psicanálise. Rio de Janeiro; Jorge Zahar, 2008. 1959-60p.

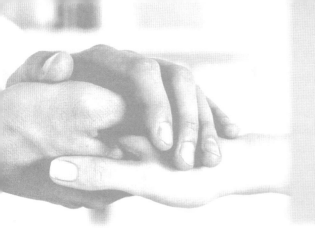

Capítulo 2

A atuação do psicólogo

≡ Introdução

O tratamento oncológico é altamente complexo. Inicialmente, envolve o rastreamento para diagnóstico e estabelecimento de condutas terapêuticas, que podem ser variadas. Afinal, o tratamento se destina a uma grande gama de doenças que afetam vários órgãos e sistemas e apresentam manifestações clínicas diversas, dependendo do estágio da doença.

Tendo isso em vista, após ser diagnosticado, o paciente oncológico pode ter seu tratamento permeado por internações, intervenções cirúrgicas, transplantes e por aplicações de quimio e radioterapia.

Dessa forma, o objetivo dos textos que se seguem é oferecer ao leitor um panorama do atendimento psicológico nesses mais diversos contextos de tratamento e demarcar suas especificidades.

2.1 No diagnóstico

Lucianne Ferreira Areal
Marcus Vinícius Rezende Fagundes Netto

O câncer, ou tecnicamente conhecido como neoplasia maligna, é uma doença com amplo destaque nos âmbitos relacionados à saúde. Trata-se de uma doença estigmatizada, impregnada de preconceitos, que promove associações com situações de sofrimento e morte. Estabelece-se como uma doença com mortalidade elevada e, portanto, um problema de saúde pública.

Caracteriza-se pelo desenvolvimento descontrolado de células anômalas que se espalham continuamente, assim como pela disseminação destas por intermédio da corrente sanguínea, vasos linfáticos ou cavidades do organismo, podendo ser denominada metástase[1]. Trata-se, assim, de uma doença complexa, na maioria das vezes exigindo tratamento de longa duração e comprometendo significativamente a vida dos indivíduos nas dimensões biológica, social e afetiva[2].

O câncer, como doença crônica, produz consequências como dor e desconforto perante um tratamento doloroso, prolongado e muitas vezes incerto de sua eficácia. Assim, apesar de avanços significativos na área, como pesquisas e profissionais especializados e as diversas possibilidades terapêuticas, ainda há lacunas importantes, gerando incertezas e desfechos muitas vezes não esperados. Segundo o Instituto Nacional do Câncer (INCA), a estimativa de diagnósticos, a considerar o biênio 2018/2019, aponta para 600 mil novos casos[3].

Diante de um diagnóstico oncológico ou onco-hematológico, há alterações importantes inerentes ao paciente e sua família, relacionadas à rotina, à condição emocional, a planejamentos e expectativas. O diagnóstico, portanto, constitui-se como marca definitiva na vida do paciente, evidenciando o constante contato com o imprevisível e com a necessidade de manter flexibilidade perante constantes alterações da condição clínica. Assim, diante dessa "outra vida" que se instaura, experiências vão modificando a história de vida deste paciente e de sua família, que passa a ser permeada por termos técnicos médicos, procedimentos nunca antes realizados, condições ansiógenas ante a inexperiência da vivência, bem como o convívio com equipe de enfermagem, entre outros integrantes de diversas especialidades.

Dessa forma, aqui uma pergunta se impõe: como seria a intervenção do psicólogo no momento do diagnóstico?

Ao escutar um paciente oncológico recém-diagnosticado, o que chama a atenção é que, na maioria das vezes, é sobre a doença que se fala. Por mais óbvio que isso pareça, uma vez que, se é no hospital que o paciente se encontra, é natural que fale sobre a doença. Todavia, muitas vezes, isso pode causar estranhamento e dar ao psicólogo a sensação de que nada pode fazer, e, com isso, pode se ensurdecer. Ora, em nossos consultórios, os pacientes geralmente falam daquilo que faz sofrer o humano: o abalo da ilusão de unidade. Ou seja, a angústia aparece quando o real da castração atravessa a vida do sujeito. A perda de um amor, a perda do trabalho ou perda de um corpo até então visto como saudável, como é o caso do paciente oncológico, instaura o não sentido e, portanto, nesse momento, é importante que a doença seja escutada enquanto um significante, e não apenas como um signo. Isso significa que, para além do sentido que a doença tem para o outro, seja ele o médico, a literatura médica, a cultura, é fundamental que ela possa entrar na cadeia associativa, e, a partir disso, um sentido particular possa lhe ser atribuído[4]. As situações clínicas a seguir nos dão notícias de como a doença oncológica tem um lugar e uma função singular em cada caso.

Relato de caso 1

≡ Sônia, paciente de 82 anos, foi diagnosticada com câncer de pâncreas, e a família pede para que a equipe não diga a ela sobre sua doença, já que isso traria um sofrimento desnecessário para uma paciente já idosa. Devido a essa solicitação da família, o serviço de psicologia é acionado. Ao ser escutada, Sônia conta um pouco de sua história. Sônia perdeu o marido muito cedo e, com isso, dedicou-se aos cuidados dos filhos. "Nunca deixei faltar nada" – diz ela. Agora, o que lhe angustiava surpreende aquele que lhe oferece escuta: "eles não podem saber que eu sei". Assim, ao contrário do que imaginavam os filhos e a equipe médica, Sônia sabia do seu diagnóstico, mas fingir que não sabia era uma maneira de continuar a cuidar dos filhos, uma maneira de "não deixar faltar nada".

Relato de caso 2

Lígia foi diagnosticada com câncer de ovário e, como paciente, tinha em sua história clínica duas tentativas de suicídio. O médico da paciente, receoso de que o diagnóstico pudesse colocar a vida de Lígia em risco, solicita avaliação psicológica. Lígia então fala do que passou pela sua cabeça assim que recebeu o diagnóstico: "agora a vida faz sentido. Agora sei o que perderia se tivesse me matado". Dessa forma, o diagnóstico parece oferecer uma amarração ou o anteparo diante de um gozo mortífero que arrebatava Lígia, mas que, até então, não havia recebido uma intermediação simbólica para o seu mal-estar; tinha apenas no ato suicida a possibilidade de uma saída. O diagnóstico de câncer, por sua vez, parece *ter possibilitado uma localização de gozo no corpo e, com isso, abriu espaço para a palavra.*

Colocamos aqui duas vinhetas clínicas que portam o traço da surpresa, isso não é sem cálculo. O objetivo, por meio desses relatos clínicos, é justamente mostrar que aquele que se coloca a escutar o paciente oncológico no momento do diagnóstico não deve prever, não deve supor nada *a priori*. Como nos alerta Lacan, a significação é sempre *a posteriori* e sempre diz do sujeito. Portanto, o sentido atribuído ao diagnóstico de câncer é sempre singular, e, por mais que seja perpassado pelas questões médicas e culturais, nunca se resumem nelas. Ou seja, nesse momento, a compreensão do significado médico ou cultural do câncer pode nos ensurdecer. Afinal, como nos alerta Lacan:

> *A noção de compreensão tem uma significação muito nítida. (...) consiste em pensar que há coisas que são evidentes, que, por exemplo, quando alguém está triste é porque não tem o que seu coração deseja. Nada mais falso – há pessoas que tem tudo o que seus corações desejam e que ainda assim são tristes (...) (p. 14)[5].*

Ou seja, para compreender, é necessário fazer uso dos referenciais e ideais daquele que disse ter ou teve a sensação de ter compreendido. Para que possamos de fato escutar, devemos adotar uma posição de *ignorantia docta*. Esse termo foi cunhado por Nicolau di Cusa, no século XV, e citado por Lacan em seu *O Seminário I – os escritos técnicos de Freud*[5], que diz de um saber prevenido do seu limite. A teoria psicanalítica nos dá as coordenadas para nossa atuação clínica, mas a clínica do caso a caso nos convoca a nos deparar com o novo, com o que nunca foi dito ou, pelo menos, escutado. Portanto, no momento do diagnóstico, aquele que escuta e o que toma a palavra descobrirão juntos o que de fato significa o câncer.

Referências

1. Silva ALP da. O acompanhamento psicológico a familiares de pacientes oncológicos terminais no cotidiano hospitalar. Interação em Psicol. 2003;1(7):25-35.

2. Souza MGG. O Olhar que Olha o Outro ... Um Estudo com Familiares de Pessoas em Quimioterapia Antineoplásica. Rev. Bras Cancerol. 2008;54(1):31-41.

3. Instituto Nacional de Cancer José Alencar Gomes da Silva. INCA – Instituto Nacional de Câncer – Estimativa 2016 [Internet]. Ministério da Saúde Instituto Nacional de Cancer José Alencar Gomes da Silva. 2016. 124 p. Available from: http://www.inca.gov.br/estimativa/2014/sintese-de-resultados-comentarios.asp.

4. Netto MVRF. Um psicanalista no hospital geral: possibilidades e limites de atuação. Universidade do Rio de Janeiro; 2014.

5. Lacan J. O Seminário, livro 1 – Os escritos técnicos de Freud (1953-1954). O seminário, livro 1, Os escritos técnicos de Freud. 2009.

2.2 Na internação oncológica e cirúrgica

Lucianne Ferreira Areal

Marcus Vinícius Rezende Fagundes Netto

A internação oncológica representa uma mudança, uma ruptura nas vidas de pacientes e familiares, que se encontram em um lugar físico, mas também simbólico, diferente daquele com o qual estão habituados. Afinal, fora de suas casas, têm que lidar com uma mudança radical de suas rotinas diárias, mas também com o fato de estarem em um ambiente que remete à doença e, muitas vezes, à possibilidade de morte. Atrelado a isso, pelos corredores da internação circulam profissionais de diversas áreas do saber. Médicos, enfermeiros, fisioterapeutas, nutricionistas, entre outros deparam-se diariamente com corpos fragilizados, debilitados, mutilados e, com frequência, próximos da morte.

O psicólogo, por sua vez, é mais um ator nesse cenário. Entretanto, deve estar avisado de que ali sua maior contribuição está na sensibilização de pacientes, familiares e equipe de cuidado para o fato de que sofrimento físico e psíquico se entrelaçam e de que o corpo, portanto, não se resume ao orgânico. Por isso, é importante que a atuação do psicólogo seja não apenas relacionada à escuta de pacientes e familiares, mas também à instrumentalização da equipe para o reconhecimento e manejo do sofrimento psíquico. Portanto, é sempre por meio da clínica que se pauta a atuação do psicólogo, seja na escuta do caso a caso, seja na construção do caso junto à equipe durante as interconsultas e/ou reuniões clínicas[1].

Tendo isso em vista, passemos agora ao relato de um caso que condensa o que até então discutimos.

Relato de caso 3

Elisa, paciente de 82 anos, casada, dois filhos, deu entrada no pronto-socorro queixando-se de forte dor nas costas. Paciente tinha histórico de neoplasia de mama, diagnosticada em 2013. Fez aplicações de quimioterapia e procedimento cirúrgico para realização de mastectomia total da mama esquerda. Por isso, após procedimentos no pronto atendimento para amenização da dor e diagnóstico de fratura dorsal, foi encaminhada para unidade de internação oncológica para investigação. Após realização de PET-CT*, detectou-se metástase óssea com provável invasão medular, o que, por sua vez, justificaria quadro de dor oncológica, ou seja, dor causada pela progressão da doença. A partir disso, iniciou tratamento quimioterápico e de controle da dor, com uso de morfina. Logo no início do tratamento, as equipes de cuidados paliativos, ortopedia e dor foram acionadas para avaliação de paciente.

Entretanto, algo chama a atenção da equipe médica. Apesar de Elisa estar com esquema de analgesia que deveria deixá-la confortável, a paciente continuava a se queixar de dor. Hipotetizando sofrimento psíquico como um componente significativo na apresentação da dor, a médica titular inicia tratamento com antidepressivo, mas isso não ameniza o sofrimento de paciente. Atrelado a isso, familiares mostram-se muito angustiados com as limitações e perdas impostas pela doença e tratamento e que im-

---

* Técnica diagnóstica utilizada para mostrar imagens da anatomia do corpo humano e avaliar alterações metabólicas do organismo.

pactavam significativamente em suas vidas. Nesse momento, o caso é encaminhado para a psicologia, e atendimentos com a paciente e familiares se iniciam.

☰ Paciente, família e equipe

O que motivou a equipe médica, portanto, a solicitar uma avaliação psicológica de paciente, para além do sofrimento psíquico causado pelo diagnóstico e pelas perdas e limitações impostas pela sua doença e pelo próprio tratamento, foi seu quadro de dor. Afinal, há um fator psíquico que intervém na gênese de toda dor, seja ela corporal ou psíquica[2]. Dessa forma, as manifestações da dor são singulares, tendendo a ser surpreendentes e fugindo de padrões predeterminados. Além disso, considerada o sintoma mais subjetivo do campo médico, a compreensão e mensuração da dor dependem do relato do paciente. Dessa forma, a dor clama por um nome, pela palavra[3].

Assim, nos atendimentos psicológicos, observou-se que a paciente se posicionava subjetivamente de maneira fálica, não podendo demonstrar nenhum tipo de fragilidade, uma vez que sempre teve um papel central em sua família. Assim, colocava-se como responsável pelo suporte emocional e financeiro de todos, o que se intensificou após seu marido ter sido diagnosticado com uma doença degenerativa, já apresentando naquele momento considerável comprometimento de sua funcionalidade. Esse funcionamento psíquico fazia com que a paciente minimizasse suas queixas, principalmente na frente de seus familiares, o que, por sua vez, dificultava o controle de sua dor. Ao longo dos atendimentos, no entanto, essa posição subjetiva passa a ser problematizada por meio da identificação de outros momentos de sua vida em que essa posição se repetia. Assim, algo pode ser elaborado, e a paciente passa a se questionar o quanto essa posição

lhe gerava sofrimento. Naquilo que dizia respeito ao momento atual, a paciente percebe então que, ao minimizar suas queixas, dificultava o estabelecimento de esquema adequado de analgesia e, por sua vez, o controle do quadro de dor.

Paralelamente a isso, o posicionamento de paciente fazia com que familiares alternassem momentos de grande esperança com relação à cura com outros que demonstravam estar cientes da gravidade do quadro e do prognóstico reservado. Afinal, por mais que a paciente tentasse mascarar seus sintomas, seu corpo frágil apontava para aquilo que se configurava como inevitável. Dessa forma, com os familiares, foi importante possibilitar que eles reconhecessem os sinais dados pelo corpo da paciente. A partir disso, a insuficiência muitas vezes atribuída a si mesmos e, por vezes, à equipe médica, dá lugar ao impossível diante do real da castração, que se impunha com a morte que se aproximava. Isso possibilitou que os familiares não se aprisionassem em um ideal de tratamento e passassem a reconhecer o que se fazia possível.

Finalmente, nas reuniões clínicas a equipe médica foi orientada a tentar estabelecer um momento a sós com a paciente durante as visitas, que ocorriam duas vezes por dia. Essa conduta, principalmente em um primeiro momento, fez com que a paciente se sentisse mais à vontade para relatar sua dor, bem como tirar dúvidas sobre seu quadro clínico. Além disso, foi importante identificar onde se encontrava a transferência. Ou seja, qual médico da equipe a paciente colocava no lugar do outro, supondo-lhe um saber. Curiosamente, esse lugar era ocupado pelo residente médico e, a partir disso, foi importante ele estar presente nos momentos mais difíceis, desde a comunicação do prognóstico reservado, passando pelas reuniões familiares, até os cuidados de fim de vida.

≡ Referências

1. Netto MVRF. Um psicanalista no hospital geral: possibilidades e limites de atuação. Universidade do Rio de Janeiro; 2014.

2. Marinho L carlos de oliveira. A dor física: uma teoria psicanalítica da dor corporal Juan-David Nasio. Cad Psicanalitico. 2009;31(22).

3. Minatti SP. O psicanalista no tratamento da dor. Ver. Latinoam Psicopatol Fundam. 2012;15(4):825-37.

2.3 No transplante de medula óssea

Lucianne Ferreira Areal

Marita Iglesias Aquino

O Transplante de Células-Tronco Hematopoiéticas (TCTH) vem se consolidando como terapêutica de extrema relevância no tratamento de inúmeras doenças do sangue, benignas ou malignas, hereditárias ou adquiridas ao longo da vida[1]. Apesar de seu alto potencial curativo e/ou de melhora da condição clínica dos pacientes, possui riscos inerentes e efeitos secundários que podem repercutir nas instâncias física, psicológica e social daqueles que se submetem a esse tratamento.

O paciente que recebe a indicação de TCTH, na maioria dos casos, advém de uma notícia relativamente recente de um diagnóstico que se apresentou como ameaçador da sua integridade e da vida. A depender da capacidade de integração e das mudanças acarretadas pelo tratamento prévio, é possível que ainda esteja às voltas com a assimilação de perdas significativas: do controle sobre a própria vida, do cotidiano antes conhecido, do papel social que desempenhava, da autonomia etc. As crenças construídas ao longo da vida para justificar a chegada da morte para algumas pessoas e o distanciamento desta para si mesmo parecem claudicar nesse momento, estando o paciente em contato com aspectos relacionados à própria finitude[2].

≡ A exemplo das vivências relacionadas a essa etapa, temos o relato de uma paciente de 36 anos que, às vésperas de concretizar mudanças esperadas e bastante significativas em seu trabalho e vida pessoal, é diagnosticada com leucemia e já no início do tratamento recebe indicação de transplante. A desapropriação de sua vida e do que com árduo empenho havia con quistado, a falta de perspectiva imediata de retomada de suas atividades e a necessidade de submissão a um tratamento que sabidamente lhe faria experimentar o descontrole em muitos momentos mobilizaram intensa angústia na paciente, que não conseguia mais considerar sua vida sem a presença constante da ameaça de recidiva da doença.

O transplante dentro desse contexto surge como proposta alentadora, capaz de promover o resgate de elementos tão significativos à vida. Em contrapartida, entretanto, estão os riscos relacionados ao procedimento, entre eles: a possibilidade de insucesso do TCTH (falha de enxertia), a fragilidade imunológica que susceptibiliza o paciente a quadros infecciosos durante e após o transplante, os efeitos colaterais relacionados à quimio e radioterapia preparatórias ao procedimento (mucosite, alopecia, inapetência, diarreia etc.), o potencial risco de desenvolvimento da doença do enxerto contra hospedeiro e até a morte como consequência mais grave dessas possíveis intercorrências.

Diante do que foi exposto, a contemplação do transplante parece um momento permeado de considerável ambivalência. A terapia capaz de possibilitar a retomada de uma vida livre de doença e limitações é a mesma que, de forma tão pronunciada, aponta para vivências bastante ameaçadoras[3]. Do medo da morte contraposto às respostas biotecnológicas – que se apresentam com o objetivo de corrigir defeitos e evitar a morte até o fim – emergem marcantes sentimentos de estranhamento e de angústia[2].

≡ Sobre o momento de início do transplante, um paciente de 56 anos com diagnóstico de mielofibrose refere um longo período de negociação com seu médico acerca de outras terapias capazes de possibilitar a manutenção de sua qualidade de vida e o adiamento da realização do tratamento que lhe proporcionaria a cura. Não havia sentido até aquele momento prejuízos significativos acarretados pela doença e por tratamentos anteriores, mostrando-se, portanto, extremamente temeroso ao considerar as possíveis complicações que poderia experimentar. Culpabilizava-se por sentir tais medos e não reconhecia como pertinente a angústia que sentia, uma vez que possuía grande confiança na equipe médica e no suporte que receberia de sua família.

Ao olharmos para os diversos sintomas ocasionados pelo TCTH ao paciente que passa por tal terapêutica, havemos de considerar as alterações em aspectos físicos (alopecia, perda de peso, alteração na cor da pele etc.) que o paciente reconhece como sendo aqueles que lhe conferem identidade e os efeitos destas para sua concepção de corpo. O que acomete o corpo não é, portanto, sem repercussão no psiquismo. Diante de um organismo saudável, com sistemas operando em harmonia, não nos atentamos durante todo o tempo ao funcionamento de nossos órgãos. No cenário do transplante, no entanto, com os efeitos colaterais da etapa preparatória para a realização do procedimento e outras ocorrências relacionadas ao tratamento, muitos pacientes experimentam a irrupção do corpo no campo perceptivo, tendo que se haver, principalmente, com suas limitações e precariedade[4].

≡ Nessa etapa é bastante comum depararmo-nos com pacientes que relatam um completo estranhamento do corpo. Sobre isso, uma adolescente que experimentava excessivo ganho de peso por retenção de líquidos, perda do cabelo e de força muscular, refere em atendimento não reconhecer o corpo que naquele momento apresentava como sendo o seu. Apontava não ter respostas imediatas das pernas quando queria se movimentar e não conseguir encontrar uma posição confortável qualquer que fosse o lugar em que se encontrasse. Para além do não reconhecimento, relatava intensas dores que a faziam se atentar para este estranho corpo o tempo inteiro, imergindo-a em intenso desespero.

Diante do exposto, vale ressaltar o caráter de especificidade relacionado a este tratamento, não apenas por se tratar de uma terapêutica altamente especializada, mas principalmente por ser, muitas vezes, a única alternativa na vida do indivíduo. O paciente que aceita se submeter ao transplante parte de um lugar sem garantias para ser lançado no vir a ser, não sem efeitos demasiadamente importantes a sua constituição de sujeito[2].

Dentro desse contexto, o trabalho do psicólogo é de extrema relevância em todas as etapas do procedimento. Ao ressaltar o valor da palavra e oferecer sua escuta, contribui para a emergência de aspectos da singularidade do paciente e, assim, possibilita a ele a descoberta de alternativas para enfrentar a dificuldade pela qual está passando.

Considerando ser esse um tratamento complexo e prolongado, com significativos efeitos nas esferas biopsicossociais, assinala-se a relevância do papel desempenhado pela família neste processo. Com a considerável tarefa de acompanhar um paciente em TCTH, o familiar vê-se em meio a uma confusão de funções. Partindo de um papel conhecido (pai, mãe, filho, irmão etc.), passa a se envolver em cuidados para os quais muitas vezes não está preparado. Nesse sentido, paralelamente à ocorrência do transplante, o acompanhante tem de se deparar com novas construções identificatórias na busca por se constituir como fonte de apoio efetiva do paciente. Neste transcurso, as novas demandas que se apresentam podem repercutir em conflitos psicológicos e sofrimento emocional. No intuito de acolher e trabalhar tais aspectos psicoemocionais, é de grande importância o acompanhamento psicológico desse familiar.

≡ Para exemplificar as vivências de familiares durante o transplante, podemos citar questionamentos feitos pela namorada de um dos pacientes em atendimento psicológico. Indagava o quanto deveria "cobrar" comportamentos do paciente relacionados ao seu engajamento diante do autocuidado, da comunicação e interação com equipe e família, perante um quadro de anedonia e apatia apresentado pelo paciente. As dúvidas por ela ressaltadas referiam-se ao fato de não ser capaz de reconhecer quais posturas eram esperadas de um paciente naquela etapa do tratamento, como também ao estranhamento que lhe causava tais comportamentos, uma vez que esta não era a forma costumeira de o paciente se portar diante de dificuldades. Isto ilustra o quanto o acompanhante se vê absorto ante papéis talvez nunca antes ocupados, diante de uma situação até o momento desconhecida para ambos.

Para além do acompanhamento durante o TCTH, há ainda uma outra situação específica que pode envolver diretamente um membro da família. No transplante alogênico aparentado, o familiar portador de uma medula compatível passa a ser concebido como o "salvador" da vida do paciente, o que muitas vezes pode incorrer em uma pressão para a doação. A partir de então, a decisão pela doação da medula óssea ocorre em meio a diversos atravessamentos: a possibilidade de colaborar com o tratamento do paciente, minimizar o sofrimento dele e da família, a responsabilidade pela doação, as fantasias e a ansiedade diante do procedimento desconhecido e suas consequências, bem como a expectativa perante todo o processo do transplante. Ao aceitar realizar a doação da medula, então, o doador pode assumir-se como corresponsável pela efetividade do transplante, o que implicará uma sobrecarga emocional opressiva e no desencadeamento de importante angústia.

Diante desse cenário, é fundamental a avaliação psicológica com intuito de compreender as percepções acerca do adoecimento do receptor, a qualidade do relacionamento interpessoal entre ambos e abordar seu entendimento sobre o processo de transplante. Busca-se ainda entender sobre as fantasias mobilizadas diante do processo de doar, bem como os sentimentos advindos dele. Doadores relacionados geralmente consideram eventos estressores não apenas o adoecimento e tratamento do familiar, mas também a ansiedade e responsabilidade geradas pela doação[5]. Assim, evidencia-se a importância do acompanhamento psicológico do doador, dada a ambivalência entre a confiança na possibilidade de cura e a inevitabilidade de um desfecho fatal, a corresponsabilização pela "cura" desse paciente e a correspondência do estado emocional do doador aparentado com a sobrevida do paciente.

Isso se torna claro quando, por exemplo, em contato com um doador, este traz reflexões baseadas em fantasias que remetiam ao fato de considerar a medula que iria doar "fraca" (sic), o que poderia ocasionar uma falha de enxertia ou ser incapaz de prover o que era esperado para a efetiva cura. Diante da insegurança que experimentava, no contato com a psicóloga, apresentava uma necessidade de validação de que sua contribuição seria eficaz e capaz de promover o resgate da saúde de seu familiar.

Considerando a complexidade de um processo de transplante de medula óssea, compreendemos que este não se consolida apenas com o manejo de condutas médicas, e sim com a integralidade dos cuidados, com o envolvimento de diversas especialidades, contribuindo com um olhar amplo em relação a esse paciente e sua família e promovendo orientações e acolhimento durante o transplante. Com isso, os saberes de cada profissional dessa equipe vão se compondo, somando, promovendo formas mais adequadas e eficazes de intervenção, pensando o paciente na sua totalidade, e assim adequando condutas. Dessa maneira, uma equipe interdisciplinar se estabelece como um facilitador do processo de transplante de medula óssea.

Referências

1. Transplante de Células Tronco Hematopoiéticas [Internet]. Available from: https://www.einstein.br/especialidades/hematologia/exames-tratamentos/tmo.
2. Pereira RD. Angústia e transplante de medula óssea: o que a psicanálise tem a fazer? 2016, 100f. Dissertação (mestrado) – Universidade Federal do Rio de Janeiro, Instituto de Psicologia, Programa de Pós-Graduação em Teoria Psicanalítica.
3. Cardoso EAO, Santos MA Dos. Luto antecipatório em pacientes com indicação para o Transplante de Células-Tronco Hematopoéticas. Cien Saude Colet [Internet]. 2013;18(9):2567-75. Available from: http://www.scielosp.org/scielo.php?script=sci_arttext&amp%5Cnpid=S1413-81232013001700011.
4. Castro-Arantes JDME, Lo Bianco AC. Corpo e finitude: a escuta do sofrimento como instrumento de trabalho em instituição oncológica. Cienc E Saude Coletiva. 2013;18(9):2515-22.
5. Oliveira-Cardoso EA, Santos MA, Mastropietro AP, Voltarelli JC. Doação de medula óssea na perspectiva de irmãos doadores. Rev. Latino-Am. Enfermagem [Internet], 2010; 18(5):[08 telas]. Available from: http://www.scielo.br/pdf/rlae/v18n5/pt_11.pdf.

2.4 Nos ambulatórios

Alyne Lopes Braghetto Batista

Maiara Mattosinho Soares Zukauskas

O momento do diagnóstico oncológico promove a inserção do paciente na chamada "luta contra o câncer", onde se inicia um investimento da equipe médica na cura de um organismo e a entrada do paciente em um contexto marcado por fantasias provenientes de um imaginário social relacionadas ao câncer. O discurso imperativo no cenário em questão está relacionado com a sobreposição da doença em detrimento do sujeito, o que significa dizer que as intervenções são direcionadas por tratamentos pautados pelo conhecimento científico com objetivo de eliminação dos sintomas e da doença. Portanto, a subjetividade e o sentido inicial atribuídos à doença não podem ser considerados, o que não quer dizer que podem não entrar em cena.

Após o diagnóstico oncológico, o paciente, ao iniciar o tratamento ambulatorial, depara-se com algumas imposições ocasionadas pelo adoecimento e, consequentemente, com a necessidade de mudanças, que vão desde o aprendizado de um vocabulário que contém termos médicos até a privação de seus antigos hábitos alimentares. Nesse contexto, o paciente é convocado a lidar com questões relacionadas à finitude, o que abala sua ilusão de eternidade, já que, diante do adoecimento do corpo, este acaba por se apropriar do sentido da vida e algo até então esquecido emerge: o sentido do seu próprio fim[1].

Sigmund Freud afirma que, para o sujeito, não é possível dar sentido ao seu próprio desaparecimento (morte), dessa forma, a tendência do ser humano é afastar-se da ideia de sua morte. Em uma passagem, comenta:

[...] no fundo ninguém crê em sua própria morte, ou, dizendo a mesma coisa de outra maneira, que no inconsciente cada um de nós está convencido de sua própria imortalidade[2].

Nesse sentido, há a potencialização de uma demanda emocional, a angústia, que aparece a partir do irrepresentável da doença, que pode ser circunscrita, porém não em sua totalidade, já que há algo que escapa à simbolização.

Além disso, o câncer é uma das poucas doenças que, por apresentar etiologia multifatorial, favorece a criação de um sentido singular, para além do sentido universal atribuído a ele. Um sentido arraigado de estigmas associados ao sofrimento e à morte que repercutem de forma a promover uma sensação de invasão no corpo e de ruptura da linha de continuidade da vida.

O diagnóstico do câncer se dá muitas vezes a partir de sinais que o corpo manifesta ou por meio da realização de exames de rotina que evidenciam a doença. O sujeito então é pego pelo susto, não tendo um anteparo que o ajude a se proteger do trauma psíquico causado pelo aparecimento da doença, que geralmente se inicia de forma silenciosa[3].

Como contrapartida, entram em cena os efeitos produzidos pelo tratamento, que podem se confundir com a doença em si, o que faz o paciente assumir o lugar de doente a partir desse processo. Esses efeitos produzem marcas no corpo, como a alopecia, caquexia, inapetência etc.

O corpo refletido não é aquele com o qual o sujeito se reconhece, mas uma imagem não aceita pelo narcisismo, ou seja, sem representação ou registro para o eu[3].

Diante da disparidade ocasionada pelo não reconhecimento de uma imagem que se mostra diferente daquela que foi construída e que confere identidade ao sujeito, é instaurado um conflito. O sujeito então se vê convocado a lidar com a necessidade de atualização dessa imagem e de reposicionamento diante da vida[4].

Entretanto, para que essa operação aconteça, deve-se dar lugar à subjetividade, o que é possível por meio de uma escuta despretensiosa, que desponta um saber desconhecido que este carrega: o saber inconsciente.

Nesse sentido, na medida em que o profissional da psicologia promove a fala do paciente e o escuta, abre a possibilidade para que o próprio sujeito se escute e, diante disso, implicar-se em seu sofrimento, assumindo postura ativa perante o assujeitamento imposto pelo processo de tratamento e hospitalização[5].

A clínica no ambulatório nos mostra que, apesar da condição de doente que marca a identidade do paciente no hospital, a oferta da palavra produz efeitos sobre o sujeito que vão além daqueles que envolvem a doença orgânica instaurada em seu corpo.

Com o avanço das pesquisas na área de tratamento do câncer, houve um aumento significativo das chances de cura da doença, o que inaugurou uma nova demanda: como cuidar dos pacientes que sobreviveram ao câncer? Como fica o paciente depois de passar pelo tratamento? É possível o sujeito ressignificar as vivências relacionadas ao processo e realizar novos investimentos, para além da doença? Afinal, muitas vezes durante o curso do tratamento o olhar e os investimentos da equipe de saúde podem tomar status de controle da doença, proteção e garantia.

Ao escutarmos esses pacientes, deparamo-nos com o efeito da doença ainda inscrita em seu psiquismo, o que pode repercutir de maneira a permanecerem repetidamente na condição de doentes, identificados ao câncer. Essa condição de alienação à doença os impede de encontrar novas formas de investimento libidinal e realizações na vida. A finalização do tratamento convoca o paciente para o retorno ao seu lugar, o retorno a uma vida em que os procedimentos médicos e a equipe de saúde não estavam presentes.

Nesse sentido, a expectativa com relação ao cuidado integrado do paciente com câncer está em alcançar o potencial orgâ-nico, intelectual, psíquico e social que envolve o processo de cura. Nesse cenário e diante das demandas apresentadas pelos sujeitos acometidos pelo câncer, é fundamental que a intervenção multiprofissional favoreça a permanência do sujeito na via do desejo, possibilitando, com isso, novas formas de posicionamento na vida pós-tratamento oncológico.

≡ Referências

1. Como M, Urgência LÀ, Vida D. O confronto com a finitude na clínica hospitalar: Da. 2008;65-72.
2. Freud S. Nossa atitude para com a morte. In: Edição Standard brasileira das obras psicológicas completas de Sigmund Freud. Rio de Janeiro: Imago, 1974. v. XIV. p. 327.
3. Ferreira DM, Castro-Arantes JM. Câncer e corpo: uma leitura a partir da psicanálise, 37-71.
4. Araújo RS de. Os efeitos da mastectomia sobre a sexualidade feminina, a partir da clínica psicanalítica. 2015;0-104.
5. Paulo S, Moretto MLT. O psicanalista num programa de transplante de fígado: a experiência do "outro em si", 2006.

≡ Considerações finais

Ao ser diagnosticado com uma doença oncológica, o paciente inicia um percurso de tratamento que será sempre singular, seja pelas propostas terapêuticas oferecidas pela equipe de cuidado, seja pela maneira com que cada paciente se posiciona simbolicamente diante do tratamento e de seus efeitos.

Dessa forma, o psicólogo que atua na oncologia deve estar ciente não só dos impactos físicos gerados pelo tratamento oncológico, que podem, sem sombra de dúvidas, ter repercussões psíquicas, mas também para os efeitos de significação sempre singulares, que se precipitam a partir da escuta do caso a caso.

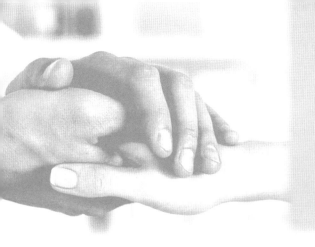

Capítulo 3

Maiara Mattosinho Soares Zukauskas
Marcus Vinícius Rezende Fagundes Netto
Vanessa Alegretti Cosi

Assistência psicológica a familiares mediante o adoecimento

≡ A doença oncológica e a família

Dentre as doenças crônicas, o câncer se destaca pela sua alta incidência e pelas repercussões na vida do paciente e sua família. É considerada a mais disruptiva comparada às outras formas de doenças, em função de desencadear diversos sentimentos negativos em qualquer um de seus estágios: o choque do diagnóstico, o medo da cirurgia, a incerteza do prognóstico e recorrência, os efeitos do tratamento, o medo da dor e de encarar a morte[1].

As transformações ocasionadas na dinâmica familiar a partir do adoecimento pelo câncer envolvem aspectos físicos, psicossociais e financeiros, causando impactos significativos, não só pela patologia, mas também pela sobrecarga aos cuidadores, ocasionando desequilíbrio no convívio social e familiar[2]. As situações vivenciadas e o significado atribuído à doença e à hospitalização levam ao limiar de sentimentos, ações e pensamentos que podem desencadear um desajustamento no sistema familiar, decorrente de desgastes emocionais e sobrecarga psicológica[2]. Sendo assim, a família demanda um cuidado em todos os momentos do tratamento, inclusive no instante da comunicação do diagnóstico, momento esse em que geralmente todas as atenções estão voltadas para o paciente[3].

A família tem uma importante contribuição na formação de cada um de seus integrantes, fornecendo-lhes afetividade, valores éticos e morais. É composta de exigências funcionais implícitas ou não, que organizam os modos pelos quais cada membro interage, sendo o primeiro guia para a socialização e ensino sobre a saúde e a doença, proporcionando recursos físicos e emocionais e um sistema de apoio nos períodos de crise[2]. Em algumas situações, ela começa a atuar sobre as decisões do paciente, antes mesmo de ele saber seu diagnóstico, identificando os sintomas apresentados e sugerindo uma consulta médica ou participando na tomada de decisões diante da conduta estabelecida[4].

Quando a família se depara com uma situação inesperada, o relacionamento familiar é modificado e, como consequência, há uma transformação em sua unidade, aprofundando, ampliando ou rompendo os laços[2]. Considerando que cada membro que compõe o grupo familiar possui características próprias em seus aspectos culturais, sociais e econômicos, os sentimentos manifestados em decorrência do ato de cuidar são variados, porém permeados de ambivalências, pois, por um lado, o cuidador tem afeto, apego e sente prazer em atender às demandas do paciente; por outro lado, os sentimentos de cobrança, culpa e vigilância permanentes aparecem constantemente[4].

O medo permeia a família nos diversos momentos do processo de adoecimento e tratamento – medo de falhar, de negligenciar e, com as oscilações decorrentes do tratamento e possíveis intercorrências, a possibilidade de morte torna-se mais real, e a eventualidade da finitude desencadeia sentimentos de angústia, dor, revolta, negação, temor, impotência entre outros.

Diante de tantos sentimentos envolvidos, é possível identificar a necessidade de suporte, e muitas vezes os familiares, ou aqueles que assumem o papel de cuidador principal, necessitam ressignificar seu conceito subjetivo de doença, reorganizar suas prioridades por tempo indeterminado, mas, para isso, precisarão ser lembrados de sua própria existência. Em muitos casos, fica evidente a despersonalização do cuidador, que passa a vivenciar a rotina e a doença do paciente, deixando de lado sua individualidade e as questões referentes ao autocuidado[4].

☰ A psicanálise e a escuta de familiares

O reconhecimento do impacto emocional em familiares de pacientes oncológicos é importante. Entretanto, a pura descrição fenomenológica daquilo que geralmente é observado não nos ajuda naquilo que se refere à condução do tratamento. É necessário algo mais! Primeiramente, é importante esclarecer que a psicologia hospitalar é uma área de atuação, e não uma teoria. Portanto, o psicólogo que trabalha no hospital deve ter sua atuação pautada em uma abordagem teórica. Elegemos então a psicanálise não apenas como uma teoria, mas como uma ética que norteia nossa escuta.

Evidentemente, no hospital não se tem como objetivo levar uma análise a seu termo, naquilo que se refere ao atravessamento do fantasma. Aquilo que se faz possível por meio do método psicanalítico no hospital refere-se às entrevistas preliminares. Mas o que seriam exatamente as entrevistas preliminares?

Ora, foi Sigmund Freud, pai da psicanálise, o primeiro a se atentar para dois fatos que determinam o acontecimento de um processo analítico e, ao mesmo tempo, o precedem: o estabelecimento da transferência, tida por ele como motor da análise, e o diagnóstico diferencial entre neurose e psicose, com vistas à condução do tratamento[5]. Lacan, em seu retorno a Freud, nomeará esse momento lógico de entrevistas preliminares, no qual se espera que, ao analista, por meio da transferência, seja suposto um saber capaz de desvelar o significado inconsciente do sofrimento, que se impõe como enigma àquele que sofre[6].

Jacques-Allain Miller, por sua vez, dá um passo a mais na formalização das entrevistas preliminares e propõe que ela é composta por três momentos: a avaliação clínica, a localização subjetiva e a introdução ao inconsciente. Assim, a avaliação clínica possibilitaria o diagnóstico diferencial entre neurose e psicose, enquanto a localização subjetiva diria da posição simbólica do sujeito diante de sua queixa, bem como de seu modo de gozo. Por fim, a introdução ao inconsciente seria um momento de retificação subjetiva, ou seja, momento de giro, no qual aquele que sofre se pergunta sobre sua participação em seu sofrimento[7].

Atrelado a isso, quando se fala de atendimento a familiares, a teoria lacaniana sobre os três registros auxilia-nos na condução dos tratamentos. Assim, para Lacan, a realidade humana é composta de três registros, que se encontram entrelaçados, sem que haja entre eles uma relação de hierarquia: o Real, o Simbólico e o Imaginário. O

Real diria do impossível, daquilo que escapa, do que não se controla, das contingências que se impõem em nossas vidas e nos fazem deparar com a verdade irrefutável da castração. O aparecimento de uma doença oncológica é, portanto, do registro do Real. O registro do simbólico, por sua vez, relaciona-se ao posicionamento do sujeito diante da castração, que se repete ao longo de sua vida, como um traço que não cessa de se escrever. Finalmente, o imaginário é o registro do sentido único, do mito individual criado para fazer face ao horror da castração simbólica[8].

Desse modo, em nossa clínica, o atendimento a familiares no hospital pressupõe a família como uma configuração simbólica na qual o sujeito encontra-se inserido. Assim, ao escutar familiares, aquilo que deve ser investigado é a posição subjetiva daquele que sofre diante de seu sofrimento, seja ele causado pela doença e suas implicações, seja pela possibilidade de morte de um ente querido.

Com isso, nada se pode pressupor, não há regras de como um pai sente-se diante da doença do filho ou de como uma filha reagirá em relação à morte da mãe, por exemplo. Portanto, não só com os pacientes, mas também no atendimento com familiares, as entrevistas preliminares, principalmente aquilo que diz respeito à avaliação clínica e localização subjetiva, configuram-se como uma importante ferramenta para a condução do tratamento.

Passemos agora para uma vinheta clínica, que ilustra essa possibilidade de trabalho:

Relato de caso 1

☰ Gilda e uma história de traições

☰ Antônio, 70 anos, casado, com duas filhas, foi diagnosticado com câncer gástrico há 3 anos e encontrava-se em tratamento paliativo. Apesar de bem clinicamente, já havia se internado duas vezes com queixa de dor, sem causa física aparente, apesar da gravidade de sua doença. Diante disso, a equipe médica solicita avaliação psicológica. Durante o atendimento, observou-se que José encontrava-se angustiado e com medo, uma vez que, como morava fora de São Paulo, sentia-se inseguro por não ter um médico oncologista que pudesse atendê-lo em sua cidade em caso de urgência. Atrelado a isso, como morava apenas com sua esposa, tinha medo de que ela não pudesse ajudá-lo caso algo acontecesse, já que também era idosa. Assim, pelo fato de estar inseguro, o paciente colocava-se em constante alerta e interpretava qualquer sinal de seu corpo como dor.

Com isso, durante a interconsulta, é enfatizada para a equipe médica a necessidade de que o paciente também tenha um médico de referência em sua cidade e que, nesse momento, talvez fosse importante a contratação de um cuidador que pudesse dividir os cuidados do paciente com a esposa. Entretanto, a esposa, Gilda, recusa a contratação de cuidador. Intrigada pelas razões pelas quais a esposa não concorda em dividir os cuidados do marido, a equipe médica solicita atendimento psicológico também para a familiar. Cabe ressaltar aqui que, diante desse pedido, o atendimento psicológico não pode ter como objetivo atender diretamente a demanda da equipe. Ou seja, não se deve esperar como consequência direta da intervenção o convencimento ou a aceitação. É preciso escutar[9]!

Assim, ao ser convocada a falar de si, a familiar relata durante os atendimentos uma história cheia de traições. Dessa forma, em suas relações ao longo de sua vida, incluindo a relação com os pais, Gilda diz ter sido traída. "Não sei o que acontece! Mas é sempre assim!". O significante mestre "traída" precipita-se da escuta de Gilda e dá notícias de sua posição subjetiva e de seu modo de gozo. Afinal, colocar-se como traída em suas relações gerava sofrimento, mas não era sem satisfação que, por sua vez, engendrava a repetição que a intrigava. Aliás, a perplexidade diante do sintoma e seu endereçamento enquanto enigma nos faz apostar em um diagnóstico de neurose e, como consequência, em uma possibilidade de direção de tratamento[6].

Em um dos atendimentos, Gilda, angustiada, diz: "se essa mulher entrar por uma porta, eu saio pela outra", referindo-se à contratação de um cuidador. Com isso, é questionada: "mas quem disse que é uma mulher?". Essa pergunta possibilita um movimento de retroação na cadeia significante: "Será que estou me fazendo de traída de novo? Por que faria isso?". Dando indícios de que a determinação inconsciente e a repetição já não podiam ser desconsiderados, Gilda implica-se em sua queixa, transformando-a em questão. Esse giro permite que a recusa pelo cuidador perca força, mas também que Gilda aceite um encaminhamento para ser escutada em sua cidade para que possa lidar não apenas como o processo de terminalidade do marido, mas também com as marcas de uma história que podia ser reescrita.

Entretanto, a atuação do psicólogo hospitalar é atravessada pelas possibilidades e limites da instituição onde trabalha. Dessa forma, muitas vezes, prestar assistência a todos os familiares que se encontram em sofrimento psíquico individualmente não é possível. Com isso, outra possibilidade de trabalho no âmbito hospitalar é a proposta de atendimento psicológico em grupos.

Antes de apresentarmos uma das diversas possibilidades de trabalho em grupo, é importante conhecermos os pressupostos históricos/conceituais daquilo que é conhecido como psicoterapia de grupo.

≡ Psicoterapia de grupo

Sobre a psicoterapia de grupo, pode-se dizer que os Estados Unidos foi seu país de origem, sendo Pratt e Moreno considerados seus precursores, colaborando com o seu desenvolvimento. Foi classificada de diversas formas ao longo do tempo, por exemplo: tratamento em massa, terapia coletiva, aula ou instrução em massa. Posteriormente, o método, que antes era considerado aula, com cunho eminentemente educativo, passou a ser caracterizado por uma interação entre os participantes e, com isso, a abordagem de reeducação passou a ser permeada pelos conceitos e técnicas da teoria psicanalítica. Dessa forma, gradativamente, a estrutura do grupo passou a ser determinada a partir do número de participantes, objetivos, duração e frequência possível dos encontros, tendo seus fundamentos principalmente a partir das teorias freudianas e das técnicas de dinâmicas de grupo desenvolvidas posteriormente por autores como os já supracitados e por outros, tais como Erique Pichon Rivière[10].

Nos últimos anos, é possível observar que há uma tendência e interesse cada vez maior na utilização de técnicas de psicoterapia de grupo, buscando, assim, um atendimento específico de acordo com as demandas. Por fim, quando há grupos de pessoas que compartilham e sofrem da mesma situação e condição, a psicoterapia de grupo facilita na instauração do mecanismo psíquico de identificação, sendo um espaço de escuta e acolhimento, possibilitando a discussão e resolução das dificuldades e desafios trazidos pelo grupo[10].

Entre os tipos de psicoterapia de grupo, podemos citar o grupo operativo, criado por Pichon Rivière, cujo objetivo é promover um movimento de aprendizagem para os indivíduos participantes. Nesse sentido, a aprendizagem em grupo significa possibilitar uma nova elaboração de saberes e questionamentos acerca de si e dos outros, uma oportunidade de acesso para dúvidas e angústias. É característica do grupo promover um espaço de escuta e acolhimento, em que indivíduos interagem entre si, compartilhando suas experiências e opiniões, considerando a subjetividade. O papel do coordenador é pontuar, questionar quando necessário, problematizar as falas, levando os participantes à reflexão, e, quando possível, à elaboração do que é trazido. Sendo assim, pode-se considerar que os grupos operativos possuem uma característica também terapêutica[11].

■ Relato de uma experiência com grupos

Na oncologia, o atendimento psicológico a familiares pode se dar em etapas diferentes do tratamento, acontecendo no momento do diagnóstico, durante o tratamento ambulatorial do paciente, ou durante as internações que permeiam seu processo de adoecimento. Na internação, por sua vez, os familiares também podem se encontrar em momentos diferentes do cuidado. Assim, podem estar ali para acompanhar o paciente em um primeiro ciclo de quimioterapia, em que a equipe médica quer observar se a medicação terá algum efeito adverso imediato e que deve ser tratado, mas também podem estar acompanhando um paciente que já está fora de uma perspectiva curativa de tratamento, e, com isso, sendo acompanhado pela equipe de cuidados paliativos.

No que diz respeito ao atendimento psicológico nesse contexto, numa conclusão apressada, pode-se pensar que o familiar que acompanha o paciente em fim de vida teria maior necessidade de atendimento psicológico do que aquele que está acompanhando um paciente em tratamento quimioterápico ambulatorial. Entretanto, isso nem sempre se dá dessa forma. Fato é que não é possível saber como cada familiar irá lidar com o adoecimento do paciente, esteja ele no início ou no final do tratamento. Atrelado a isso, não é possível ofertar escuta a todos os familiares que se encontram em uma unidade de internação, dado o alto número de possíveis atendimentos e o número reduzido de psicólogos.

Tendo isso em vista, o atendimento em grupo torna-se uma ferramenta clínica interessante, uma vez que se configura um espaço de escuta a todos os familiares que porventura queiram falar de seu sofrimento e, ao mesmo tempo, é uma maneira de triar aqueles que necessitam ser escutados individualmente.

Entretanto, cabe aqui uma ressalva. A triagem não deve se pautar na gravidade do caso do paciente, mas no sofrimento do familiar, que nem sempre coincide com aquele experimentado pelo paciente. Dessa forma, muitas vezes, o grupo funciona como um espaço para transformar o sofrimento relatado em uma questão a ser elaborada em atendimento individual. "Sempre achei que não fazia parte. Do trabalho, da família do meu marido [...] E agora penso que as enfermeiras não me deixam cuidar do meu filho como quero. Será que tem a ver?" – questiona-se familiar que vinha tendo conflitos com a equipe de enfermagem, uma vez não confiava nos cuidados prestados a seu filho.

Com isso, em uma das unidades de internação foi criado um grupo psicoeducativo chamado "O cuidado de quem cuida", destinado aos familiares, tendo como objetivo ser um espaço de escuta e de orientação, mas também uma via de triagem daqueles familiares que apresentavam demanda para atendimento individual. O grupo, quando instituído, era coordenado por um psicólogo e contava com a presença da enfermeira sênior da unidade e da estagiária do serviço de psicologia.

Assim, enquanto o psicólogo fazia circular a palavra, possibilitando que todos pudessem ser escutados e, principalmente, se escutarem, a enfermeira propunha-se a fazer orientações e responder a questionamentos relacionados aos cuidados do paciente. À estagiária cabia a função de redigir um relatório contendo, se possível, a posição subjetiva de cada familiar e a maneira com que vinha lidando com o adoecimento e hospitalização do paciente.

Aliás, assim como nos atendimentos individuais, a localização subjetiva desempenha um papel importante no atendimento em grupo. "Estou tratando a doença da minha esposa como mais uma coisa que tenho que resolver" – conclui um familiar diante do impossível de se resolver, que se apresenta por meio do diagnóstico de câncer de pâncreas da esposa, doença incurável. Assim, ao localizar subjetivamente os sujeitos que ali eram escutados, facilitava o encaminhamento para o atendimento individual, que poderia ou não ser feito pelo psicólogo que coordenava o grupo.

Desse modo, o relatório produzido durante o grupo funcionava como um diário metapsicológico[12], no qual eram registradas as falas que diziam da posição subjetiva do familiar, bem como as formações do inconsciente que eram precipitadas delas, tais como os atos falhos, os chistes, os relatos de sonhos e os sintomas que, por vezes, não podiam ser facilmente explicados, como insônia, náusea, falta de apetite ou comer em exagero, entre outros.

No entanto, cabe ressaltar que não há grupo sem os efeitos de grupo. Ou seja, é natural que, com o passar do tempo, algum membro ocupe o lugar de porta-voz, concentrando em si a possibilidade de fala, enquanto outro se coloca à margem, havendo também aquele que se torna o depositário dos medos, angústias e inseguranças do grupo. Dessa forma, é imprescindível que o coordenador esteja atento a essa transferência cruzada[13], que não diz respeito ao lugar que ele, coordenador, ocupa para cada integrante do grupo, mas também o lugar ocupado por cada um dos integrantes na dinâmica grupal. Isso será importante para que, por meio do manejo da transferência, possa minimizar os efeitos de grupo, possibilitando que todos tenham um lugar de fala.

Além disso, é comum que os familiares se encontrem extremamente identificados ao paciente. Falas como "estamos tratando há um ano" ou "estamos internados desde janeiro" denunciam esse mecanismo psíquico. A alienação ao Outro, percebida na identificação, permite que o familiar se coloque no papel de cuidador, entretanto, sem certo grau de separação, pode fazê-lo adoecer. Assim, é fundamental que uma certa descolagem seja feita e que a palavra ocupe o espaço aberto, apontando para outras formas de cuidado. "Talvez eu cuide mais dele em casa do que aqui, né?" – elabora uma irmã diante do comportamento agressivo do irmão internado e que dizia precisar ficar sozinho em alguns momentos.

Finalmente, a presença da enfermeira exercia uma função terapêutica naquilo que diz respeito ao manejo da angústia. Afinal, muitas vezes o saber médico é importante para delimitar aquilo que é ou não possível com relação ao tratamento do paciente. "Estou angustiada porque ele não está se alimentando. O que é esse negócio de dieta zero?" – questiona familiar sobre o porquê de seu irmão, paciente de cuidados paliativos, não estar mais recebendo aporte nutricional. "Neste momento, a nutrição pode causar mais desconforto do que benefícios para o seu irmão. Nutri-lo agora pode fazer a barriga dele inchar, igual daquela vez que ele passou muito mal. Lembra?" – responde a enfermeira.

Dessa forma, apostamos que o grupo psicoeducativo, bem como o atendimento psicológico individual, pode ser uma ferramenta clínica interessante, naquilo que diz respeito à assistência psicológica a familiares na oncologia. Afinal, configura-se não só como um espaço de escuta para o sofrimento dos familiares dos pacientes oncológicos, mas também viabiliza a construção de uma questão com relação ao próprio sofrimento que, então, justifique o atendimento individual.

☰ Referências

1. Silva ALP da. O acompanhamento psicológico a familiares de pacientes oncológicos terminais no cotidiano hospitalar. Interação em Psicol. 2003;1(7):25-35.
2. Silva FAC, Andrade PR, Barbosa TR, Hoffmann MV, Macedo CR. Representação do processo de adoecimento de crianças e adolescentes oncológicos junto aos familiares. Esc Anna Nery Rev Enferm. 2009;13(2):334-41.
3. Oliverira ÉA de, Voltarelli JC, Santos MA dos, Mastropietro AP. Intervenção junto à família do paciente com alto risco de Morte. In: Medicina; 2005. p. 63-8.
4. Monteiro SLCS. Acompanhamento psicológico ao cuidador familiar de paciente oncológico. Psicol Argumento. 2015;33(83).
5. Freud S. O caso Schreber artigos sobre técnica e outros trabalhos. In: Edição standard das obras psicológicas completas de Sigmund Freud. 1996. p. 92-190.
6. Quinet A. 4+1 condições de análise. Rio de Janeiro: Jorge Zahar; 2007.
7. Miller JA. O método psicanalítico. In: Lacan Elucidado. Rio de Janeiro: Jorge Zahar; 1997.
8. Jorge, MAC; Ferreira NP. Lacan, o grande freudiano. Rio de Janeiro: Jorge Zahar; 2005.
9. Netto MVRF. Um psicanalista no hospital geral: possibilidades e limites de atuação. Universidade do Rio de Janeiro; 2014.
10. Bastos ABBI. A técnica de grupos-operativos à luz de Pichon-Rivière e Henri Wallon Pichon. Psicólogo inFormação. 2010;14:160-9.
11. Bechelli LP de C, Santos MA dos. Psicoterapia de grupo: como surgiu e evoluiu. Rev. Lat Am Enfermagem. 2004;12(2):242-9.
12. Iribarry IN. O que é pesquisa psicanalítica? Ágora Estud em Teor Psicanalítica [Internet]. 2003;6(1):115-38. Available from: http://www.scielo.br/scielo.php?script=sci_arttext&pid=S1516-14982003000100007&lng=pt&tlng=pt.
13. Costa JF. Psicanálise e contexto cultural: imaginário psicanalítico, grupos e psicoterapia. Rio de Janeiro: Campus; 1989.

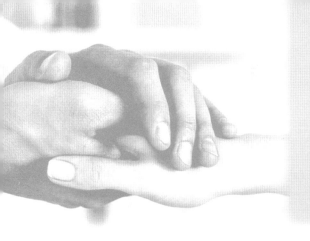

Capítulo 4

Alyne Lopes Braghetto Batista
Lucianne Ferreira Areal
Maiara Mattosinho Soares Zukauskas

Avaliação e acompanhamento de crianças na onco-hematologia e na oncologia

"Nada posso fazer: parece que há em mim um lado infantil que não cresce jamais."
(Clarice Lispector)[1]

≡ Introdução

Na abordagem com crianças e adolescentes, é extremamente necessário que os profissionais envolvidos nesse cuidado conheçam as particularidades do desenvolvimento infantil, visto que, em cada fase, a criança apresenta recursos diferentes para manifestar, significar e elaborar as situações vivenciadas. A partir dessa perspectiva, a proposta deste capítulo é discutir sobre os aspectos emocionais ante o impacto do adoecimento oncológico e tratamento, bem como das possibilidades e limites da atuação da psicologia nesse contexto, com a criança e a família.

A compreensão dos desdobramentos do adoecimento em um contexto desenvolvimental implica a consideração de três elementos que necessariamente se articulam durante o processo: a doença, o ciclo de vida da criança e a família[2]. Uma tríade que compõe as peculiaridades vivenciadas em cada etapa do adoecimento: diagnóstico, tratamento e desfecho.

Diante do adoecimento oncológico, a criança, além de se deparar com seu diagnóstico, depara-se com a consequente mudança em sua rotina, o afastamento escolar, a mudança de hábitos alimentares e a entrada em um cenário que muitas vezes é sentido como ameaçador e limitante.

No entanto, antes de discorrermos sobre a atuação da psicologia neste contexto, é importante descrevermos o cenário de câncer infantil no Brasil.

≡ Caracterização do câncer infantil: epidemiologia, diagnóstico e tratamento

De acordo com dados disponibilizados pelo Instituto Nacional do Câncer (INCA), assim como em países desenvolvidos, no Brasil, o câncer já representa a primeira causa de morte (8% do total) por doença entre crianças e adolescentes de 1 a 19 anos. No entanto, houve um avanço significativo no tratamento do câncer infantil, em especial nas últimas décadas, chegando-se ao índice de 80% de cura, quando os diagnósticos são realizados inicialmente e os tratamentos precocemente[3].

O câncer infantil corresponde a um grupo de várias doenças que tem em comum a proliferação descontrolada de células anormais e que pode ocorrer em qualquer local do organismo. Os tumores mais frequentes na infância e na adolescência são as leucemias, os do sistema nervoso central e linfomas. Também acometem crianças e adolescentes o neuroblastoma (tumor de células do sistema nervoso periférico, frequentemente de localização abdominal), tumor de Wilms (tipo de tumor renal), retinoblastoma (afeta a retina, fundo do olho), tumor germinativo (das células que vão dar origem aos ovários ou aos testículos), osteossarcoma e sarcomas[3].

A criança tem um longo percurso no tratamento, que inclui intervenções invasivas, como mielogramas, punções venosas, entre outros. Além dos efeitos colaterais desencadeados pelo tratamento, entre eles: alopecia (queda de cabelo), náuseas, vômitos, mucosites, alterações hematológicas, que muitas vezes implicam o afastamento de suas atividades de rotina. Não é incomum que passe por períodos de internação, que podem ser longos. Nesse cenário, a criança é tomada como objeto de cuidado de uma equipe de saúde, que tem como objetivo eliminar todo e qualquer sinal de doença de seu organismo, experimentando a sensação de desamparo diante da situação desestabilizadora da doença e do tratamento oncológico. Na internação, a criança se depara com um ambiente e pessoas desconhecidas, procedimentos invasivos, ausência de uma parte de seus familiares, amigos e ambiente escolar, bem como sentimentos que são gerados e que nunca foram experimentados antes.

≡ A criança, a família e o câncer

O acometimento físico da criança convoca seus familiares, em especial seus pais, a lidar com questões básicas à condição humana, a fragilidade do corpo e a finitude. Ao longo do processo de adoecimento, tanto os familiares quanto a criança sofrem devido a inúmeras perdas transitórias e permanentes.

É preciso compreender, no entanto, que a questão não é somente a doença em si, ou a internação hospitalar, mas a situação de desamparo capaz de produzir uma cisão narcísica (abalando o sentimento de unidade de si), que transforma o que há de mais familiar, como em princípio seria o nosso corpo, em algo estranho e hostil. Essas representações ocupam o imaginário do sujeito que adoece, assim como daqueles que cuidam da criança, sejam profissionais ou familiares[4].

Nesse sentido, apreender o significado da ruptura provocada pela doença e internação na vida da criança necessariamente nos coloca diante de uma imersão em emoções que a criança, diferentemente do adulto, expõe de forma natural, remete a sentimentos relativos ao aniquilamento, à finitude e à morte, embora mediada pela linguagem simbólica, apresentada por meio do brincar.

A hospitalização, sendo o momento no qual a criança é afastada de sua rotina, pode ser considerada um acontecimento que promove contato com o desconhecido, de forma a gerar um *impacto*, porém de natureza mais abrangente do que aquela definida pelo dicionário. Nigro, falando de sua clínica com crianças hospitalizadas, refere que:

> *Elas expressam esse sentido através de outras associações, de outras palavras. Falam da chatice, do aborrecimento, do medo de ficar no hospital e mencionam os procedimentos como situações assustadoras, às vezes até apavorantes, que as paralisam. Foi escutando essas crianças que compreendi que, ao falar de impacto, estou me referindo a uma situação que remete às perdas, à falta de referências, ao ambiente diferente sentido como hostil. As palavras das crianças revelam o medo da doença, do retorno dos sintomas dolorosos e também da solidão e do abandono[4].*

No acompanhamento de crianças em tratamento oncológico, observamos que é importante também considerarmos como o adulto (familiar) vivencia o *impacto* causado pelo processo, pois isso também produzirá efeitos no psiquismo infantil. Essa vivência rompe com o discurso que enfatiza o ideal de um corpo: um corpo saudável, habitado pela criança perfeita. Diante disso, o que pode ser inventado tanto pela criança como pelos seus pais perante esse ideal fracassado?

Os pais, impotentes diante dessa invasão provocada pelo adoecimento por câncer, entram em contato com a sensação de estranheza, que se apresenta pelo contato com o real, que aparece a partir do irrepresentável da doença, que pode ser circunscrita, porém não em sua totalidade, já que há algo que escapa à simbolização. Além disso, não se podem desconsiderar os efeitos da brusca inserção em um contexto permeado por fantasias advindas de um imaginário social, relacionadas a uma doença carregada pelo estigma de dor e sofrimento – o câncer. Essa condição pode promover a mobilização de angústia, que implica a necessidade de reorganização e reestruturação de novos investimentos libidinais*, de acordo com a nova lógica de funcionamento na qual estão inseridos.

Essa angústia traz consigo fantasias de morte ou fragilidade, que não são abarcadas pelos argumentos lógico-racionais, sejam de ordem médica ou educativa, já que não retram a real necessidade, pois há algo que insiste em se presentificar à revelia de toda forma de controle. E, na tentativa de controle, a criança utiliza recursos criativos e imaginários, que, a princípio, dão uma continência para a angústia. Muitas delas viram grandes especialistas em suas patologias, aprendem sobre medicações e exames, replicam procedimentos e se inserem nos "dialetos médicos", como se estivessem estabelecendo uma nova

linguagem e novas formas de aprendizagens que se somam ao processo formal[5].

Assim, a clínica com crianças nos surpreende, pois nos mostra a capacidade de recriar diante do contato com o real da dor, elas conseguem ir além da enfermidade e construir um novo sentido para sua história. A criança possui um saber sobre si mesma, sobre seu corpo, pois, ainda que não tenha atingido maturação emocional e cognitiva, consegue perceber, a sua maneira, o que se passa com ela.

Nesse sentido, consideramos que o adoecer e o educar se apresentam na singularidade dos casos e, partindo dessa premissa, se dá o trabalho da psicologia com a criança. O profissional necessita atentar-se à lógica do bem comum, do ideal e do "para todos", pois responder desse lugar pode trazer como efeito o ensurdecimento diante da subjetividade da criança.

Dessa forma, o discurso médico-científico hegemônico no contexto hospitalar promove a despersonalização, na medida em que, muitas vezes, o paciente deixa de ter um nome para ser identificado pela doença que desenvolveu, e, sendo o câncer uma doença que implica em um tratamento que produz efeitos devastadores no corpo e no psiquismo, e, de forma concreta, altera a imagem da criança, esse processo é potencializado. A partir do efeito produzido pelo tratamento, não é incomum escutarmos dos pais falas como: "Não consigo reconhecer minha filha, ela está outra criança". Ou uma fala de uma adolescente: "Me olho no espelho e vejo que essas bochechas não são minhas".

Dessa forma, na clínica com as crianças, é importante considerarmos uma relação que promova um espaço contingente que dê lugar e voz à criança, aproximando-a de seu mundo. Isso será possível por meio do brincar, que atua como facilitador da construção do vínculo e via de simbolização necessária para que o trabalho aconteça.

Por meio da brincadeira, a criança explicita seus medos, desejos e fantasias, cria um mundo peculiar e, utilizando brinquedos

---

* Freud refere que temos um investimento libidinal original do eu, que é posteriormente transmitido aos objetos, os investimentos objetais. Indica-nos que estes podem ser transmitidos e retirados, como uma espécie de balança energética, de acordo com o investimento empregado ao objeto.

e jogos para falar de algo de seu mundo real, altera o ambiente em que se encontra, aproximando-o de sua realidade cotidiana e vivencia situações que envolvem tomadas de decisão. Freud refere que, com qualquer material oferecido, a criança é capaz de criar um significado para o que vivencia no momento[6].

Além disso, durante o processo de adoecimento e tratamento, a criança se depara com limitações que a tornam impossibilitada de exercer sua autonomia. Entretanto, o posicionamento da criança, assim como a manutenção do desenvolvimento da autonomia, criatividade e responsabilidade com relação às suas próprias ações, é promovido a partir da atividade lúdica. Dizendo de outra forma, nosso compromisso é sustentar junto à criança seu singular desejo, não respondendo a uma demanda de padronização adaptativa. A intervenção ocorre de forma a não recuar diante do sofrimento que é inerente ao tratamento oncológico, que muitas vezes destitui a criança de seu lugar de sujeito[6].

≡ Um olhar de quem escuta: considerações do que faz "sentido"

Todas as dores podem ser suportadas se você as puser em uma história ou contar uma história sobre elas[7].

A experiência no cuidado com a criança e sua família é permeada de uma dupla incidência: de um lado, alguém que é mobilizado pelo impacto da angústia causada pelo adoecimento e é convocado a olhar para aquilo que traz incômodo diante do adoecer: a fragilidade, a ameaça da morte, o sentimento de impotência e o medo da solidão. Isso que traz à tona e faz aproximar aquilo que insistentemente se tende a afastar, as manifestações subjetivas diante do adoecimento; por outro lado, a criança culturalmente é colocada como frágil e dependente, porém, ao experienciar o câncer e ao ser escutada, mostra que detém um saber e, a partir de sua singularidade, cria um sentido ao seu existir no

mundo, mesmo quando nessa condição são localizados apenas dor, sofrimento e morte.

A relação estabelecida entre o psicólogo e a criança/família é então permeada pelo risco cotidiano da identificação do profissional com o sofrimento vivenciado pelo paciente. Nesse contexto, facilmente é inferida a compreensão a respeito da dor do outro, o que inviabiliza a escuta analítica, mas não impossibilita o cuidado. Cabe ao psicólogo se destituir de qualquer referencial e valor que possa interromper o saber do paciente a respeito de seu próprio sofrimento.

O desejo do analista, portanto, prima por fazer emergir o sujeito, alcançá-lo em sua singularidade, aquela relativa à cadeia significante na qual sua história se escreve: "Aponta, antes de mais nada, para recortar a singularidade do sujeito, para escutar em sua palavra, sua silenciosa particularidade"[8].

O fragmento entre aspas diz respeito à fala de uma mãe, durante uma sessão de atendimento psicológico, sobre o falecimento de sua filha. Essa situação nos mostra que se antecipar à escuta, inferindo o que se passa com o paciente e familiar, coloca-nos diante da armadilha do ensurdecimento diante da subjetividade. "Ela morreu exatamente como eu queria: do tratamento e não da doença. Seria insuportável vê-la indo embora aos poucos".

Essa fala, produto do sentido construído pela mãe acerca da morte de sua filha, provavelmente não seria possível, caso o profissional da psicologia não tivesse ofertado um espaço que promovesse sua fala, e, portanto, reflexões a respeito do que ela considerava importante. Já que a equipe multiprofissional entendia que a melhor condição para a paciente diante da progressão da doença estava relacionada à possibilidade de interrupção do tratamento e entrada com medidas de controle de sintomas (medicação) para que a criança, mediante o olhar da equipe, pudesse "ter uma vida normal", condição essa que não fazia sentido para a mãe, que via como normal para a filha a rotina de tratamento.

Respaldando essa questão e reforçando a contribuição do psicólogo na construção de sentido para as vivências da criança e seus familiares ante o adoecimento e tratamento, Giacoia Jr. afirma: "o insuportável não é só a dor, mas a falta de sentido da dor e mais ainda: a dor da falta de sentido"[9].

≡ Considerações finais

Diante do adoecimento oncológico, cabe à medicina o tratamento da doença e a eliminação ou alívio dos sintomas orgânicos. Todavia, muitas vezes, nesse contexto, a criança adoecida é tomada como objeto de intervenção, sendo destituída de sua autonomia. Ao longo desse processo, tanto os familiares quanto a criança são acometidos por inúmeras perdas transitórias e permanentes e, portanto, precisam ser escutados.

Dessa forma, enquanto à medicina cabe um olhar direcionado para a patologia, à psicologia cabe dar lugar à subjetividade, dar voz à criança e aos familiares adoecidos para que o sentido singular ao sofrimento seja atribuído. Assim, na clínica com crianças, é importante viabilizarmos um espaço que dê lugar, voz e vez à criança, aproximando-a de seu mundo.

≡ Referências

1. Lispector C. A descoberta do mundo. 3. ed. Brasil: Rocco; 2008. 480p.

2. Rolland JS. Doença crônica e o ciclo de vida familiar. In: As mudanças no ciclo de vida familiar: uma estrutura para terapia familiar. Porto Alegre: Artes Médicas; 1995. p. 373-92.

3. Instituto Nacional de Câncer José Alencar Gomes da Silva. INCA. No Title [Internet]. 2018 [citado 26 de fevereiro de 2018]. Available at: http://www2. inca.gov.br/wps/wcm/connect/tiposdecancer/site/home/infantil.

4. Nigro M. Hospitalização: o impacto na criança, no adolescente e no psicólogo hospitalar. São Paulo; 2004. 124p.

5. Cohen RHP, Melo AG da S. Entre o hospital e a escola: o câncer em crianças. Estilo da Clínica [Internet]. 2010;15(2):306-25. Available at: http://books.google.com/books?id=lZxjkQEACAAJ&pgis=1.

6. Regina M, Costa L, Helena R, Cohen P. Artigos temáticos. O sujeito-criança e suas surpresas. 2012;59-64.

7. Arendt H. Homens em tempos sombrios. In: Bottmann D, org. São Paulo: Companhia das Letras; 2008. 320 p.

8. Torezan ZCF, Costa-Rosa A. Escuta analítica no hospital geral: implicações com o desejo do analista. Psicol Ciência e Profissão. 2003;23(2):84-91.

9. Rocha Z. Para uma clínica psicanalítica do cuidado. Tempo Psicanalitico. 2013;45(2):453-71.

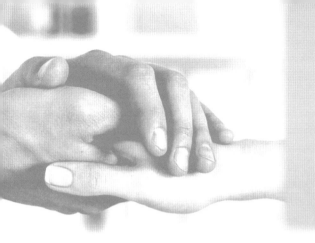

Capítulo 5

Ana Lucia Martins da Silva
Marita Iglesias Aquino
Melina Blanco Amarins

Interface com a terapia intensiva (UTI-P/UTIA-Consultórios)

≡ Introdução

Para refletirmos sobre os fenômenos que observamos no encontro entre a oncologia e a medicina intensiva na Unidade de Terapia Intensiva, é necessário apresentarmos um breve histórico do desenvolvimento dessa especialidade/unidade. A Unidade de Terapia Intensiva, conhecida pela sigla UTI, é a unidade hospitalar onde é praticada a especialidade de Medicina Intensiva (Intensive Care) ou Medicina de Cuidados Críticos (Critical Care Medicine). Esses termos começaram a ser usados na década de 1950 do século XX para designar uma especialidade médica que propõe estratégias de tratamento para oferecer as melhores possibilidades de recuperar pacientes com risco iminente de morte ou com grandes chances de complicações potencialmente danosas ou fatais[1-3].

Assim, a Medicina Intensiva aprimorou as medidas de sinais vitais, de parâmetros hemodinâmicos e respiratórios, além de monitoramento de exames sanguíneos e de fluidos corporais para compreender o acometimento crítico e desenvolver intervenções que mantivessem esses parâmetros compatíveis com a vida e assim permitir o tratamento da doença ou lesão de base. Desde então, a especialidade é caracterizada por avanços rápidos nas tecnologias de monitoramento e medição e as intervenções que foram desencadeadas por eles como estratégias de intubação orotraqueal e ventilação mecânica, hemodiálise, reposição de volume guiada por medição de pressões intravasculares e débito cardíaco, além de protocolos de ressuscitação por compressão torácica, desfibrilação e inserção de marca-passo que passaram a ser rotina[1,4].

De certo modo, esse avanço científico e tecnológico mudou a morbimortalidade do paciente crítico, mas também levou a Medicina Intensiva a distanciar-se do doente, de sua cultura, de suas preferências e a voltar seu olhar para os mecanismos das doenças, a interação de órgãos e sistemas corporais com o objetivo de evitar a morte[1,2].

Sem dúvidas, essa especialidade mudou o desfecho clínico de muitas doenças e acometimentos, possibilitando a recuperação de condições até então sem solução[1], mas é um desafio atual discutir os limites da atuação: o que é prolongamento da vida e o que é um prolongamento do processo de morte[5].

No que concerne ao tratamento oncológico, ele pode ser muito variado, com objetivos e intervenções diferentes. Dessa forma, o paciente pode ser admitido na UTI devido à necessidade de vigilância no período pós-operatório de cirurgia curativa ou paliativa, por intercorrências do tratamento quimioterápico, por evolução franca da doença, comprometendo órgãos e funções primordiais. Com isso, o propósito da admissão na UTI, a evolução e desfechos esperados são, muitas vezes, controversos[5].

Além disso, o olhar clínico de intensivistas e oncologistas difere não só pela formação específica, mas também pelo tipo de vínculo estabelecido com o paciente e familiares.

O intensivista toma conhecimento do paciente pelo viés de seu estado crítico e seu olhar é direcionado para o recorte da disfuncionalidade que se apresenta. O oncologista, por sua vez, dadas as características das doenças oncológicas, realiza um acompanhamento processual e prolongado. Nesse sentido, o vínculo estabelecido tende a ser de outra natureza, com um maior dimensionamento das variáveis culturais e de suporte psicossocial que compõe o posicionamento do paciente e família perante o adoecimento e tratamento. E é em meio a esse cenário que se darão as vivências do paciente oncológico e sua família na UTI[5].

≡ A família

Em situação de internação do paciente, a família também é impactada com o diagnóstico, o tratamento e, consequentemente, com as mudanças na rotina. A família é a primeira instituição em que o ser humano se inscreve, na qual são internalizados emoções e repertórios de comportamento que serão experimentados em outros lugares de socialização no decorrer do desenvolvimento do ser humano. Desta forma, ela se reafirma enquanto principal referência para o paciente neste momento de adoecimento.

Uma das vivências emocionais bastante comuns de familiares no âmbito da UTI é o papel de cuidador, independentemente da faixa etária do paciente, mas principalmente

com crianças e adolescentes. Durante algum tempo, essa era uma unidade fechada em que a família só podia estar presente em horários determinados. Porém, a partir do final da década de 1980, a presença de um familiar junto à criança hospitalizada começou a ser difundida. O primeiro Estado brasileiro a assegurar esse direito às famílias foi São Paulo, por meio da Resolução SS 165 de 1988, que propôs o Programa mãe-participante em todos os estabelecimentos hospitalares do Estado. Dessa forma, todas as crianças têm o direito de ser acompanhadas durante sua internação pela mãe ou outro familiar, tanto na enfermaria como nas UTIs.

No Hospital Israelita Albert Einstein, os familiares têm livre acesso à UTI pediátrica e à UTI adulto. Nesta última, a presença do familiar foi aumentando gradativamente, mas, no início, havia alguma resistência dos profissionais para a livre permanência, pois estudos que demonstravam o benefício da presença constante de familiares no ambiente do cuidado intensivo foram conduzidos em UTIs europeias e norte-americanas, portanto, em uma cultura distinta. De toda forma, o modelo de Cuidado Centrado na Pessoa, cuja base é a presença da família em todas as fases dos cuidados em saúde, passou a ser recomendado pela Organização Mundial da Saúde (OMS) e pelo Institute of Medicine (IOM).

De acordo com a OMS, o cuidado centrado no paciente é "uma abordagem que conscientemente considera as perspectivas dos indivíduos, familiares e comunidades, e os enxerga como participantes e beneficiários de sistemas de saúde de confiabilidade, que atendem a suas necessidades e preferências de uma maneira humanizada e holística". O IOM afirma que um dos seis determinantes de atenção à saúde de alta qualidade é o cuidado centrado no paciente.

Com o processo para a designação de nossa instituição como um hospital Planetree (designa que o hospital possui modelo de atendimento centrado na pessoa), os consultores realizaram *focus group* com pacientes, familiares e profissionais para verificar expectativas, necessidades e oportunidades de melhoria, e a abertura da UTI adulto para a presença do familiar foi uma das recomendações do relatório final. A partir de então, ações de treinamento da equipe e modificações no ambiente para receber de forma adequada estes familiares foram implementadas. Dessa forma, é importante que a família também esteja engajada nos cuidados do paciente, auxiliando durante a internação e em processo de preparação para a alta hospitalar.

As UTIs, por apresentarem equipamentos tecnológicos e medicações de última geração, caracterizam-se pela manutenção do saber científico especializado e fragmentado, em que o cuidado aos pacientes e seus familiares é, muitas vezes, destituído de humanização. Dessa forma, a presença de familiares funcionais que consigam ter uma boa comunicação nesse processo contribui para melhor humanização no tratamento e internação do paciente[6].

Em muitas situações, o paciente, seja ele adulto ou criança com diagnóstico oncológico, necessita de internações na UTI. Essas internações podem acontecer tanto em situações de intercorrências do tratamento como em uma piora no prognóstico. Em muitos momentos, gera sentimentos distintos nos familiares envolvidos no cuidado do paciente, como impotência, medo, insegurança, entre outros.

A família sofre junto com o paciente, sente-se insegura e angustiada diante do quadro de um adoecimento, abalando muitas vezes a estrutura familiar, principalmente em diagnósticos oncológicos em que o medo da perda é constantemente presente[7].

Durante o período de internação na UTI, os familiares se deparam com uma equipe multiprofissional distinta, como médicos intensivistas plantonistas – que rodiziam conforme uma escala e nem sempre farão um acompanhamento longitudinal do paciente –, além de enfermeiros, fisioterapeutas e nutricionistas. Os familiares podem apresentar sentimento de insegurança com relação às condutas realizadas por essa equipe, visto que, como a equipe não acompanhou o processo de adoecimento desde o início, eles têm a fantasia de que ela não tomará a conduta certa no tratamento do ente querido.

Em algumas situações, os conflitos entre familiares e equipe aparecem nesse contexto, por exemplo, familiares que checam todas as medicações e se tornam muito questionadores, opinando sobre as condutas da equipe ou familiares que não aderem às recomendações por medo e insegurança. A comunicação entre paciente, família e equipe se torna disfuncional e, consequentemente, o vínculo estabelecido entre todos se torna frágil.

Outro fator que se torna muito comum no âmbito da UTI são os sentimentos de impotência diante do sofrimento e a impossibilidade de prover cuidados. Nessa ocasião, o cuidado primordial é clínico, e, assim, quem desempenha esse papel são os profissionais da saúde. Além disso, muitas vezes os familiares precisam dividir espaço com diversas máquinas que estão auxiliando o paciente, perdem seus papéis e não se reconhecem em sua função.

A vivência desse processo pode se configurar em uma situação de desequilíbrio para a família, na medida em que provoca alterações de papéis e responsabilidades, podendo gerar problemas de relacionamento familiar, surgimento de doenças entre seus membros, redução dos rendimentos financeiros em virtude de despesas, entre outros fatores[8].

Estudos têm mostrado que, durante o evento da hospitalização, os familiares apresentam sintomas de ansiedade, depressão e estresse pós-traumático, sintomas esses relacionados às variáveis que circundam o adoecimento e o tratamento do paciente[9].

A atuação da psicologia perpassa pelo suporte emocional desses familiares, bem como a mediação entre equipe e família, auxiliando na identificação de possíveis falhas e ruídos na comunicação entre todos. É importante que o psicólogo identifique as necessidades dos familiares e da equipe e promova discussões multiprofissionais para compartilhar percepções e possibilidades de planos terapêuticos, bem como organizar reuniões entre os profissionais e familiares para alinhar a comunicação, e, com isso, promover o cuidado integrado.

≡ O paciente

Apesar dos proeminentes avanços nas terapêuticas oncológicas, o câncer ainda se configura como doença arraigada de significados que remetem à dor, sofrimento e, em última instância, à morte. Diante disso, não raro, o psicólogo é acionado pela equipe ou até pelo próprio paciente na ocasião do diagnóstico, podendo este acompanhamento ser realizado ao longo de todo o tratamento, em virtude das inúmeras transformações ocorridas nesse processo. Mudanças corporais, na rotina, em papéis desempenhados, nas representações acerca de si mesmo, do mundo e das relações são algumas das transformações pelas quais tais pacientes provavelmente passarão.

O acometimento por uma doença grave como o câncer antecipa ao indivíduo o contato com o limite final do ser humano: a morte. Isto porque, mesmo quando nos referimos a doenças oncológicas ditas de "bom prognóstico", as incertezas ou impossibilidades de garantias evidenciadas no discurso do oncologista somam-se à representatividade cultural deste tipo de patologia e presentificam ao paciente uma destinação que até então podia parecer distante e passível de controle.

A grande maioria das terapêuticas oncológicas implica efeitos colaterais que acentuam muitas vezes a debilidade física já acarretada pela doença. Não raro, portanto, nesses tratamentos nos depararmos com pacientes às voltas com um corpo que lhes parece estranho e com uma identidade em reconstrução a partir do abalo trazido pelo diagnóstico.

Ao longo do tratamento, os pacientes oncológicos experimentam uma mudança de posição em relação à própria imagem. Isto porque a imagem, até então integrada, deixa de existir e, no confronto com o novo corpo, agora doente, perde-se a identidade.

O paciente passa a se relacionar, então, com um corpo desintegrado, de forma que pode experimentar de maneira intensa (a depender da gravidade de sua condição clínica) uma angústia de aniquilamento e importante impotência diante da possibilidade de sua finitude. Nessas ocasiões, é possível que se evidenciem mecanismos de defesa primários (choro, apatia, desmotivação, desesperança) ou até mesmo desestruturação psíquica importante, com a instauração de quadros psicopatológicos[10].

Os pacientes em tratamento oncológico passam, seja por demandas do tratamento ou por intercorrências apresentadas durante o processo, por recorrentes internações hospitalares que podem ou não ser prolongadas. Nessas ocasiões, podemos observar uma acentuação da angústia, causada principalmente pela instituição de uma rotina que não lhe é peculiar e pelo afastamento de suas atividades costumeiras.

Durante as internações, pelos diversos motivos já explanados anteriormente, o paciente pode necessitar de um suporte de terapia intensiva, situação na qual acaba sendo transferido à UTI. Temos de considerar aqui as peculiaridades desse contexto que se apresenta com a seriedade exigida diante das urgências ali tratadas, acrescida dos ruídos tecnológicos (bipes dos aparelhos) e de corpos fragilizados que demandam respostas curativas imediatas. Nesse contexto, apesar da disponibilidade de muitos avanços médicos e tecnológicos curativos, é a presença constante da morte que se destaca, assinalando em muitos momentos o limite da vida[11].

Na chegada do paciente à UTI, está assinalada a disfuncionalidade momentânea de algum órgão ou sistema do corpo, ao qual se destinam os olhares e cuidados da equipe. Nesse cenário, a urgência que dá luz a um recorte do corpo contribui sobremaneira para a experiência de despersonalização do paciente. Sente, então, sua identidade perdida e pode vivenciar a aniquilação no anonimato em um contexto em que é identificado muito mais pela parte adoecida do que pela forma inteira como se reconhecia até então.

Na intenção do resgate de sua integridade e na luta travada em prol da vida, o paciente, apesar do desamparo experimentado, submete-se ao desejo e às condutas médicas, bem como às normas que regem o funcionamento daquela Unidade onde está internado. Para tanto, assujeita-se à equipe, ao médico e à instituição, uma vez que são eles quem possuem, nessa ocasião, o poder, o saber e comando de seu corpo e tratamento[10].

A ruptura da constituição do sujeito ocorrida em contextos adversos de internação pode ter ainda outros efeitos. Assim como a criança pequena identifica-se imaginariamente com um outro duplo de si mesma, o adulto nessa situação pode experimentar também essa relação especular, e, ao saber do agravamento ou falecimento do paciente do leito vizinho, passa a acreditar que também a sua morte o espreita[12].

Os não saberes do paciente parecem difíceis de ser sustentados do ponto de vista psíquico durante uma internação na UTI. Não demoram a surgir manifestações físicas e emocionais que falam do desconforto de estar nesta posição de assujeitamento. Como

forma de se defenderem do medo de desintegração ou de se oporem à perda da identidade, observam-se reações que podem variar dentro do espectro de acentuada passividade até momentos de agressividade.

Aos olhos da equipe, muitas vezes, o que se posta enquanto subjetividade aparente é entendido como disfuncionalidade. Seguindo a lógica da medicina moderna, o sintoma vem denunciar uma doença, sendo a ausência de sintomas o sinônimo para saúde. Na busca pelo estado ideal de saúde, apresentam ao psicólogo como demanda a eliminação dos sintomas de ordem subjetiva, como o choro, a tristeza, a queixa constante, ainda que sejam essas as manifestações que dizem de maneira singular como o paciente está conseguindo se organizar naquele momento[13].

Se, por um lado, o paciente está imerso em um universo desconhecido que diz respeito não só ao contexto mas também à doença e às condutas do tratamento, por outro, a partir de como experimenta seu próprio adoecimento, pode fazer interpretações e atribuir sentidos particulares a ele.

Ao ouvirmos o paciente, papel centralizado na figura do psicólogo, é que conseguimos acessar essas construções, possibilitando surgir aí um sujeito que passa a se colocar em palavras, desejos e ações. E, nesse sentido, viabiliza-se a compreensão da equipe da singularidade de quem está ali sob seus cuidados, aprimorando demandas para além do "fazer com que o paciente possa 'se adaptar'"[13].

☰ Considerações finais

A transposição de um olhar recortado para um olhar integrado que tem como cerne a singularidade de cada paciente parece ser o principal desafio do exercício do cuidado em um contexto no qual as urgências se fazem presentes.

Uma vez que o objetivo da admissão de um paciente em uma unidade de terapia intensiva é restaurar ou manter funções vitais e oferecer possibilidades de continuidade de tratamento, é essencial que oncologistas e intensivistas integrem ao cuidado prestado aspectos da história do paciente, com respeito e consideração por sua perspectiva de qualidade de vida, preferências e desejos.

≡ Referências

1. Ristagno G, Weil MH. History of Critical Care Medicine: The Past, the Present and the Future. In: Gullo A, Lumb PD, Besso J, Williams GF, editors. Intensive and Critical Care Medicine. Springer, Milano; 2009.

2. Weil MH, Shoemaker W. Pioneering contributions of Peter Safar to intensive care and the founding of the Society of Critical Care Medicine – Peter Safar, physician, scientist, teacher, and humanist: testimonials. Crit. Care Med. 2004;32:S8-S10.

3. http://www.amib.org.br/fileadmin/RecomendacoesAMIB.pdf, [cited 2018 Jan 31].

4. Byan-Brown CW. The evolution of critical care medicine: an international exchange. In: Shoemaker WC, Taylor RW, editors. Critical care. State of the art. The Society of Critical Care Medicine. 1991:293-309.

5. Kostakou E, Rovina N, Kyriakopoulou M, Koulouris NG, Koutsoukou A. J Crit Care. 2014 Oct;29(5):817-22. doi: 10.1016/j.jcrc.2014.04.007. Epub 2014 Apr 24. Critically ill cancer patient in intensive care unit: issues that arise.

6. Gotardo GIB, Silva, CA. O cuidado dispensado aos familiares na unidade de terapia intensiva. Rev. Enferm. UERJ. 2005;13(2):223-8.

7. Motta MGC. O entrelaçar de mundos: família e hospital. In: Elsen I, Marcon SS, Santos MR, organizadoras. O viver em família e sua interface com a saúde e a doença. Maringá: Eduem; 2002:157-79.

8. Costa JB, Felicetti CR, Costa CRLM, Miglioranza DC, Osaku EF, Versa GLGS et al. Fatores estressantes para familiares de pacientes criticamente enfermos de uma unidade de terapia intensiva. J. Bras. Psiquiatr. 2010;59(3):182-89.

9. Pochard F, Darmon M, Fassier T, Bollaert PE, Cheval C, Coloigner M, et al. Symptoms of anxiety and depression in family members of intensive care units patients before discharge or death. A prospective multicenter. J Crit. Care. 2005;20(1):90-6.

10. Imanishi HA, Silva LL da. Despersonalização nos hospitais: o estádio do espelho como operador teórico. Rev. SBPH [Internet]. 2016 jun. [citado 2018 jan. 31]; 19(1):41-56.

11. Coppus ANS, Fagundes Netto MVR. A inserção do psicanalista em uma unidade de tratamento intensivo. Psicologia: Ciência e Profissão, 2016;36(1):88-100.

12. Moretto MLT. O que pode um analista no hospital? São Paulo: Casa do Psicólogo; 2013.

13. Swinerd MM. A subjetividade na clínica com pacientes com câncer hematológico: uma visão da psicanálise. 2016. 97f.

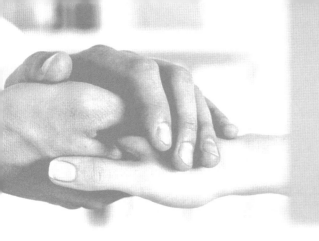

Capítulo 6

Ellen Brandalezi
Melina Blanco Amarins
Maria Celia Malta Campos
Ana Merzel Kernkraut
Ana Fernanda Yamazaki Centrone

A atuação da psicopedagogia na oncologia

O presente capítulo tem por objetivo situar o escopo, a metodologia e o valor da atuação psicopedagógica que é realizada no Centro de Oncologia e Hematologia do Hospital Israelita Albert Einstein (HIAE). As ações presentes neste serviço buscam preservar, dentro do possível, o brincar e o aprender que fazem parte do cotidiano das crianças e que são essenciais ao seu desenvolvimento. Dessa forma, ambos estão diretamente ligados aos processos de humanização hospitalar da instituição, sendo centrais no que se refere à qualidade no atendimento da criança.

Para atender nossos objetivos, inicialmente contextualizaremos a atuação psicopedagógica, oferecendo os fundamentos conceituais e os objetivos que orientam a Psicopedagogia e suas intervenções em geral e nas instituições de Saúde, em particular no HIAE. Na sequência, apresentaremos os conceitos acerca da ludicidade e da atividade lúdica na brinquedoteca, com sua gradual presença nos ambientes de Saúde, indicando seu valor no contexto dos tratamentos e também alguns obstáculos encontrados. Finalizando, apresentaremos o serviço de Classe Hospitalar do HIAE, bem como a importância da parceria entre o professor e o psicopedagogo em benefício dos processos de ensino e aprendizagem do aluno-paciente em tratamento oncológico.

≡ A psicopedagogia

A Associação Brasileira de Psicopedagogia (ABPp), em seu Código de Ética[1], define a Psicopedagogia como uma área interdisciplinar de conhecimento, atuação e pesquisa que se insere no campo da Educação e da Saúde, tendo como foco o processo de aprendizagem humana. As atividades nessa área englobam a pesquisa, a prevenção, a avaliação e a intervenção relacionadas com a aprendizagem e suas dificuldades, "considerando o sujeito, a família, a escola, a sociedade e o contexto sócio histórico". Barbosa[2], em sua extensa revisão dos temas dos congressos da ABPp, dos encontros regionais das Seções e das publicações na *Revista Psicopedagogia* e nos Boletins de algumas Seções, delineia a evolução do foco de estudo e de intervenção desta área ao longo do tempo e propõe que o objeto de estudo da Psicopedagogia afastou-se gradualmente dos transtornos da aprendizagem e atualmente volta-se para o sujeito capaz de conhecer e aprender, assim como seu processo de aprender, o Ser Cognoscente. De acordo com a autora, a Psicopedagogia pode ser definida como:

[...] a área do conhecimento que se propõe estudar o ser cognoscente e seu processo de aprender, compreendendo-o como um ser constituído de três grandes dimensões: a Racional, a Relacional e a Desiderativa e do funcionamento decorrente das relações dessas três dimensões, que acontecem num corpo físico e biológico, bem como num contexto cultural próprio[2].

Nas abordagens sociológicas e psicobiológicas que procuram explicar o fracasso das aprendizagens, vemos que o ser humano em processo de aprendizagem tem sido um objeto de estudo fragmentado, fundado numa visão epistemológica a respeito do ser humano, de seu desenvolvimento e de sua aprendizagem que faz uma cisão entre cognitivo e afetivo, entre objetividade e subjetividade. Em contraste com esta perspectiva, a Psicopedagogia propõe uma abertura de visões no sentido de recompor esse objeto de estudo e resgatar uma visão abrangente sobre a aprendizagem. Suas intervenções apoiam-se num tripé de contribuições teóricas advindas da Psicologia do Desenvolvimento e da Aprendizagem, da Psicanálise e das Didáticas de ensino, principalmente. Desse modo, ao propor uma questão interdisciplinar, a Psicopedagogia interroga e desafia as divisões tradicionais dos campos de conhecimento e as especializações profissionais, ao mesmo tempo em que busca construir uma área de convergência conceitual ao se debruçar sobre as situações sociais, psicológicas e pedagógicas que revelam o sujeito ou os grupos nos quais atua. Dessa forma, na prática profissional, a psicopedagogia busca construir uma síntese entre as várias disciplinas e especialidades, ultrapassando os limites de cada uma.

Conforme aponta Campos[3], pode-se dizer ainda que o compromisso do psicopedagogo é com a aquisição do conhecimento, sobre si mesmo, sobre o outro e sobre a realidade, e não apenas ou diretamente com o conhecimento formal e escolar. Apoiada numa base ampla de formação e numa perspectiva humanista, dinâmica e global da aprendizagem, a atuação psicopedagógica se orienta pela avaliação inicial acerca dos modelos de relação com o conhecimento vigentes num determinado grupo e das vicissitudes na história dessa relação, seja ela uma história familiar ou a de uma organização. O contexto familiar é o cerne de uma Psicopedagogia Clínica, enquanto o contexto dos grupos é o interesse da Psicopedagogia Institucional.

É nesta última área de atuação que se situa o presente estudo. De fato, entre as atribuições do psicopedagogo, conforme constam no Projeto de Lei n. 3.512, de 2008[4], apresentado ao Congresso Nacional pela Associação Brasileira de Psicopedagogia, com vistas à regulamentação do exercício da atividade desse profissional, salienta-se que a intervenção psicopedagógica visa à solução dos problemas de aprendizagem, tendo por enfoque o indivíduo ou a instituição de ensino, bem como outras instituições onde ocorrem e são sistematizados processos de aprendizagem. Essa atuação pode ocorrer também como apoio psicopedagógico aos trabalhos realizados nos espaços institucionais, para que a aprendizagem de todos os seus membros se realize de forma saudável e efetiva.

≡ A psicopedagogia institucional

A atuação psicopedagógica no âmbito das instituições visa colaborar com a instituição, seja familiar, escolar, educativa em geral ou de Saúde, a fim de que possam cumprir, de forma mais eficaz, seu papel transmissor e construtor de conhecimento. Nesse caso, a intervenção é no sistema (familiar, escolar, sanitário-hospitalar), buscando, em primeiro lugar, identificar os obstáculos ao desenvolvimento do processo de aprendizagem dos integrantes do sistema investigado, por meio de técnicas específicas de análise institucional e pedagógica.

Em contribuição anterior, Campos[5] propõe que a intervenção institucional pela Psicopedagogia difere das intervenções da Psicologia Organizacional, sobretudo por manter seu foco nos padrões de relação com o conhecimento que vigoram no sistema. Tais padrões de relação são legitimados e reforçados pela história, pela ideologia, pela estrutura e pelas normas institucionais. Desse modo, tópicos de investigação relevantes para essas análises dizem respeito, por exemplo, às imagens construídas pelos ensinantes e aprendentes em relação a si mesmos e ao outro; a ideologia que preside essa realidade, as crenças e os mitos que implicitamente atribuem valores e definem papéis e posições aos participantes das organizações, regulando as relações intra e intergrupos; a construção e aplicação de índices estatísticos e analíticos que informem sobre a produção e eficiência desses grupos, com respeito ao seu desenvolvimento e aprendizagem.

Devemos ter em mente que várias dimensões interagem entre si e se coordenam para definir e explicar a atual situação de uma dada instituição nas suas relações com o conhecimento. São elas:

- A dimensão espacial, que corresponde ao meio físico e comunitário onde ela se insere e com o qual tece uma rede de comunicação com uma determinada feição e qualidade.

- A dimensão temporal, definida pelo seu passado, bem como pela antevisão de futuro que ela aspira concretizar, colabora para justificar o presente atual da organização, os fatos e relações do seu cotidiano, sobre os quais se trabalha na intervenção.

- A estrutura formal que diz respeito à hierarquia, normatização, canais de comunicação, ideologia e mitologia, mas também abrange e se expressa na realidade perceptível, pela distribuição e uso dos ambientes, dos recursos e equipamentos.

- A dimensão funcional da instituição em que se identificam as relações intra, inter e extra sistema, pelas quais se expressam as alianças e as relações de poder e de submissão, de dependência e independência, de discriminação ou indiscriminação. Ali também se identificam a qualidade e o sentido dessas relações, em suas tendências dominantes, seja de conflito, de crise, de equilíbrio, de flexibilidade para a adaptação ao novo ou de resistência à mudança. Nesse último aspecto, importa considerar com cuidado os mecanismos que a organização mobiliza diante de qualquer processo de mudança e que podem se expressar por meio de negações, de deslocamentos, de segregações e setorizações imobilizadoras, entre outras formas. Muito relevante para a ação psicopedagógica e ainda na dimensão funcional, investiga-se o estilo de comunicação predominante na organização, o qual se expressa nas atitudes e ações diante de diferentes tipos de informação, a transmitir ou a receber. Por exemplo, como se transmite ou se dá conta de uma ordem, um pedido, uma circular, da entrada de um novo membro. Temos aí meios de acessar a dimensão explicitada e integrada das atividades em relação ao ensinar e aprender no dia a dia institucional, bem como o seu aspecto dissociado e oculto, não elaborado. No ambiente hospitalar, também ocorre um processo de comunicação entre equipe, paciente e família, em que devem ser levados em consideração os estilos de aprendizagem de cada um e como as informações são transmitidas, com maior ou menor transparência, de modo mais ou menos hierarquizado e formal, com maior ou menor atenção ao cuidado para que não haja ruídos neste processo de comunicação, visto que são informações permeadas pelo adoecimento e diversos sentimentos ambivalentes de todos os envolvidos.

De acordo com as possibilidades e os limites dados pelo enquadre da atuação do profissional numa determinada instituição, uma intervenção psicopedagógica institucional irá se ocupar da conscientização acerca dos conflitos que provocam a fragmentação dos conhecimentos e o impedimento de sua livre circulação e apropriação pelos diversos grupos que integram aquela organização ou sistema. Ela também procurará assegurar a facilitação da informação a todos os níveis da instituição, bem como a reflexão acerca de atitudes e formas de comunicação com dificuldades de elaboração. Finalmente, terá como objetivo a implantação de recursos preventivos que evitem o retrocesso na situação.

≡ A psicopedagogia nas instituições de saúde

Com o olhar voltado para os processos de aprendizagem da criança e do adolescente hospitalizados, a Psicopedagogia em contextos hospitalares integra Educação e Saúde em uma nova perspectiva de contribuição a favor do tratamento de saúde. Ainda há uma escassez de literatura a respeito dessa temática, entretanto os pressupostos teóricos da Psicopedagogia no geral sustentam a prática do psicopedagogo hospitalar que vem sendo construída no Brasil. A articulação entre teoria e prática configura uma atitude psicopedagógica voltada para os processos que dão sentido ao sujeito e norteiam a intervenção.

De acordo com Gasparian[6], além das características do processo de ensino-aprendizagem do sujeito, o psicopedagogo deve estar atento às relações de todos os elementos que compõem um ambiente onde ocorre o aprender. Dessa forma, no âmbito hospitalar, devem ser consideradas todas as peculiaridades inerentes a esse contexto.

Segundo Castanho[7], atualmente existem diferentes categorias de atendimento psicopedagógico em instituições de saúde. No hospital geral, a Psicopedagogia está inserida em unidades de oncologia, hematologia, pediatria, nefrologia, queimados, entre outras, no acompanhamento de crianças ao longo de seus períodos de internação. Nesses contextos, o trabalho psicopedagógico está entrelaçado às Classes Hospitalares. Ainda segundo a autora, há publicações que se referem à modalidade de atendimento psicopedagógico em ambulatórios junto às equipes de Psiquiatria da Infância e da Adolescência, de Neurologia e de Fonoaudiologia no diagnóstico e tratamento dos distúrbios de aprendizagem.

Percorrer a história da Psicopedagogia em instituições de saúde é perpassar por diferentes experiências, porém isoladas, por ser uma modalidade pouco desenvolvida na realidade brasileira. As possibilidades de atuação vão se tecendo de acordo com a instituição, contudo, com um objetivo em comum: manter ou construir o vínculo positivo com a aprendizagem a partir de diagnósticos de transtornos, distúrbios ou doenças agudas ou crônicas.

Quando uma criança ou adolescente é acometido por uma doença, seja ela crônica ou aguda, há uma mudança significativa na vida do paciente e sua família. Pacientes crônicos muitas vezes permanecem um longo tempo internados e passam grande parte de seu processo de desenvolvimento dentro de um hospital. Assim, os procedimentos hospitalares e as particularidades de sua doença passam a fazer parte de sua aprendizagem.

O hospital é um ambiente novo e ameaçador para a criança, possibilitando o surgimento de sentimentos como medo e angústia com relação à doença e internação. A criança e o adolescente estão imersos no contexto de seu adoecimento e muitas vezes se distanciam do desejo de aprender. Dessa forma, é necessário o auxílio do profissional especializado no resgate de seu processo de ensino-aprendizagem.

Pain[8] afirma que o ato de aprender está presente em nossas vidas desde o momento do nascimento e nos acompanha até o momento da morte. Aprendendo, estamos nos adaptando e adequando o mundo externo às nossas próprias demandas. Assim, diante do contexto hospitalar, a criança se depara com novos conhecimentos, sejam eles a respeito da própria doença, do ambiente hospitalar em si, como também desse novo "eu", agora portador de uma doença.

Sob essa ótica, o psicopedagogo é o profissional que oportuniza situações de aprendizagem nas quais a criança enferma tem a possibilidade de se expressar das mais variadas formas, contribuindo para a construção de uma relação saudável com o conhecimento e para a ressignificação dos processos de hospitalização e adoecimento. Ao inserir ações psicopedagógicas na instituição de saúde de forma integrada à equipe multiprofissional, amplia-se o olhar voltado para o paciente em sua totalidade, colaborando para a promoção da saúde.

Portanto, a Psicopedagogia hospitalar vem oferecer aos pacientes pediátricos com patologias crônicas ou agudas o acompanhamento centrado nos fatores que são positivos ou negativos aos processos de desenvolvimento e de aprendizagem. No que diz respeito ao atendimento ao paciente pediátrico oncológico, existem outros aspectos a serem considerados. A profunda alteração no cotidiano e as implicações físicas e emocionais que a doença abarca requerem do profissional que atua com esses pacientes conhecimentos básicos sobre o câncer, o impacto do diagnóstico, o tratamento a ser realizado e seus efeitos. A fragilidade desses aspectos influencia na assertividade da intervenção psicopedagógica a ser realizada.

Segundo Fernández[9], existe um campo de produção de diferenças entre quem ensina e quem aprende, pois cada indivíduo tem uma modalidade de aprendizagem, definida por ela como um idioma que cada um utiliza para entender os outros e fazer-se entender por eles. Nesse sentido, cabe ao psicopedagogo identificar a modalidade de aprendizagem da criança e favorecer atividades que potencializem suas possibilidades singulares, oferecendo espaços objetivos e subjetivos de autoria do pensamento. O reconhecimento dessa modalidade permite que seja mais livre e criativa, mesmo que esteja vivenciando uma situação de intensa fragilidade. Ao favorecer espaços facilitadores de protagonismo, a criança que, sob o impacto do diagnóstico de uma doença crônica, em especial o câncer, se mostra assustada e amedrontada, pode gradativamente (re)descobrir a sua originalidade, o seu posicionamento perante esse novo contexto de vida.

Nesse sentido, a Psicopedagogia integrada à equipe de saúde também contribui para os processos de humanização hospitalar, fomentando a autonomia e o protagonismo desses sujeitos, de acordo com a Política Nacional de Humanização[10]. A atuação psicopedagógica corrobora com a importância em compreender a subjetividade que envolve o adoecer e colabora com sua óptica para assistir o ser humano de maneira integral. Além disso, reconhece e assegura o direito de desfrutar de diferentes formas de recreação, programas de educação para a saúde e acompanhamento do currículo escolar durante sua permanência hospitalar, conforme previsto nos Direitos da Criança e do Adolescente Hospitalizados, de acordo com a Resolução do Conanda n. 41, de 17 de outubro de 1995[11].

≡ Atuação da psicopedagogia no centro de oncologia e hematologia do Hospital Israelita Albert Einstein (HIAE)

Sob a perspectiva de humanização hospitalar, a Psicopedagogia está inserida no HIAE desde o ano de 2011, integrada às equipes multiprofissionais dos setores da Pediatria, Oncologia e Hematologia. No presente trabalho, vamos nos ater às especificidades da assistência psicopedagógica aos pacientes oncológicos pediátricos, atendidos no Centro de Oncologia e Hematologia "Família Dayan-Daycoval" – HIAE.

Com o objetivo principal de favorecer a manutenção do vínculo positivo com a aprendizagem (formal e não formal), o serviço de psicopedagogia é disponibilizado aos pacientes pediátricos que, devido ao longo período destinado ao tratamento oncológico, foram afastados não só da escola como também dos ambientes onde vinham ocorrendo os processos de desenvolvimento e de aprendizagem. Por meio de discussões de caso em reuniões multiprofissionais periódicas, são identificadas as demandas psicopedagógicas do paciente. A partir desse levantamento, inicia-se a avaliação psicopedagógica por meio de entrevista inicial com os pais, onde é abordado o histórico do adoecimento, das relações sociais e do processo de ensino-aprendizagem da criança.

Em seguida, o paciente é avaliado a fim de identificar a modalidade de aprendizagem e a disponibilidade interna de se dedicar ao aprender, a fase de desenvolvimento, bem como as habilidades e competências que já adquiriu. Essa avaliação é realizada por meio de instrumentos psicopedagógicos como: testes projetivos, testes específicos para a avaliação da escrita, capacidade leitora e raciocínio lógico matemático, observação do desenvolvimento global por meio de interação lúdica. Em paralelo a isso, é realizado o contato telefônico com a escola de origem da criança, se ela estiver matriculada, com o objetivo de apresentar a assistência oferecida ao aluno-paciente, bem como mediar o processo de ensino e aprendizagem formal, fortalecendo o vínculo com a Educação.

Com os dados da avaliação psicopedagógica, delineia-se o plano de acompanhamento de acordo com as especificidades de cada caso, levando em consideração especialmente a fase de desenvolvimento infantil e as limitações impostas pela doença. Tal plano engloba elementos fundamentais para uma assistência de qualidade, tais como tempo, lugar, frequência, duração, materiais e atividades propostas. Por isso, é importante ter ciência do tipo de doença e do protocolo de tratamento de cada criança, para melhor planejar a intervenção. O acompanhamento psicopedagógico se estende durante todo o tratamento oncológico, podendo ser diário (no caso de pacientes internados), a cada duas ou três vezes por semana (para pacientes em tratamento ambulatorial) ou mais espaçado, de acordo com as vindas ao hospital (período de manutenção).

É importante ressaltar novamente que o trabalho do psicopedagogo está integrado ao da equipe multiprofissional do HIAE, que é composta por médicos, enfermeiros, psicólogos, pedagogo, nutricionistas, farmacêuticos, fonoaudiólogos, fisioterapeutas e terapeutas ocupacionais. Portanto, durante todo o acompanhamento, a evolução do paciente é discutida frequentemente pela equipe, que traz suas percepções referentes a cada especialidade. Essas trocas possibilitam olhar para o paciente de forma integral, promovendo qualidade de vida.

Uma boa comunicação entre criança, família e equipe na qual as informações relacionadas ao seu adoecimento são transmitidas de forma clara e assertiva pelos profissionais da saúde possibilita maior vínculo de confiança entre eles. Dessa forma, a criança se apropria do conhecimento do próprio corpo, bem como de sua doença e tratamento, sendo protagonista em seu processo de aprendizagem.

Visto que a aprendizagem é um processo vincular em todos os aspectos – consigo, com o outro, com os objetos, como explicita Bossa[12] –, o acompanhamento psicopedagógico do HIAE, a escuta e o acolhimento são fatores essenciais. Ao oferecer um espaço acolhedor e seguro, no qual é possível escutar e olhar para além daquilo que se percebe, a relação entre ensinante e aprendente é construída, e o vínculo positivo entre esses pares abre espaço para que a aprendizagem significativa ocorra. O olhar psicopedagógico que vai para além da doença transcende a enfermidade e resgata o que há de sadio na criança.

Nesse sentido, são criadas situações de aprendizagem nas quais a criança tem a oportunidade de agir e interagir de forma ativa, deixando de ser "paciente" para ser agente de conhecimento, encontrando-se com suas potencialidades e, acima de tudo, com sua autoria de pensamento.

A atuação psicopedagógica pode acontecer em diferentes espaços do hospital, de acordo com os objetivos propostos em cada atendimento e com as limitações da criança: no leito; no box de quimioterapia; na Brinquedoteca; na Classe Hospitalar. Cada um desses espaços tem suas especificidades, e a utilização deles vai de acordo com o planejamento delineado no início do acompanhamento.

Os atendimentos realizados no leito ou no box de quimioterapia acontecem nesses espaços devido ao quadro clínico da criança, que pode estar em isolamento (por contato, gotículas e/ou aéreas), pode estar sendo medicada, ou então sob efeitos colaterais das medicações. Pode acontecer também de a criança preferir esses espaços por ainda não se sentir segura em transitar por outros ambientes.

A Brinquedoteca e a Classe Hospitalar são espaços que permitem que a criança se reaproxime de suas atividades cotidianas, interrompidas após o diagnóstico oncológico. A atuação do psicopedagogo nesses ambientes vem restaurar os laços sociais e educacionais, tão importantes na rotina infantil, além de estimular o desenvolvimento cognitivo e

afetivo por meio do brincar e do seguimento do currículo escolar.

O psicopedagogo hospitalar, em sua prática, reúne estratégias para a efetividade do seu acompanhamento, levando em consideração as múltiplas possibilidades de aprendizagem da criança enferma. Assim, ele se utiliza de diferentes tipos de intervenção para constituir situações em que a criança participe ativamente da construção do conhecimento. Nesse sentido, são oferecidas atividades que envolvem o brincar, jogar, construir, pensar e repensar sobre sua ação, explorar objetos, imaginar, fantasiar, questionar, criar, produzir etc.

Para tanto, os atendimentos podem acontecer nos espaços que favorecem essas ações, como na Brinquedoteca. De acordo com Bossa[12], o jogo é uma atividade criativa e curativa, pois permite à criança reviver ativamente as situações dolorosas que vivenciou passivamente, modificando os enlaces dolorosos e ensaiando na brincadeira suas expectativas da realidade. Daí a importância da interação lúdica para compor o atendimento psicopedagógico. O olhar voltado para as relações da criança com a aprendizagem não pode deixar de se ocupar das manifestações dela enquanto brinca.

Já na Classe Hospitalar, o trabalho do psicopedagogo está estreitamente relacionado com o do professor. De acordo com Noffs e Rachman[13], o psicopedagogo tem o papel de auxiliar os professores da classe hospitalar a lidar com as crianças hospitalizadas e descobrir o aspecto saudável delas. É de fundamental importância que o educador consiga identificar as potencialidades das crianças internadas, podendo, assim, se utilizar desse processo como ponto de partida para seu trabalho no contexto pedagógico da criança.

Diante dessas especificidades, tanto da Brinquedoteca como da Classe Hospitalar, trataremos no próximo tópico das possibilidades de atuação do psicopedagogo nesses diferentes espaços.

■ A ludicidade no contexto do tratamento

Entende-se por lúdico qualquer objeto ou atividade que vise mais ao divertimento do que a qualquer outro objetivo. O adjetivo traduz aquilo que se faz por gosto, sem outro objetivo que o próprio prazer de fazê-lo. E de onde vem este prazer? Ou seria talvez mais útil se perguntar, na perspectiva do adulto: o que pode conferir prazer a uma atividade ou situação vivida pela criança?

Uma atividade lúdica, seja numa situação de estudo, de tratamento de saúde ou social, supõe uma motivação interna e um sentido, possuindo historicidade e contexto. Carregada de significado, construído pelo próprio brincante, confere à criança a possibilidade de ser protagonista em sua busca de respostas em função de um porquê ou de um objetivo. O brincar, ou de modo mais geral, o agir ludicamente, permite que as crianças explorem possibilidades, pesquisem relações, criem sentido para sua condição e para sua vida. Alguns pontos podem ser deduzidos desse entendimento acerca da ludicidade:

- O que constitui o brincar não é o brinquedo em si, mas a qualidade da relação que o brincante estabelece com ele. Por isso, também objetos "não brinquedo" podem ser revestidos de caráter lúdico.

- Ao brincar, a criança está no controle da situação e pode transformá-la à vontade.

- Brincar e aprender sobre si mesmo, sobre o ambiente e o outro são totalmente implicados entre si.

- Brincadeira e jogo são recursos essenciais para uma psicopedagogia dinâmica e relacional, que se coloca na função de facilitar os processos de aprender do outro.

Prover ambientes e possibilidades para a atividade lúdica é respeitar os processos de desenvolvimento e de aprendizagem da criança, garantindo o seu direito de brincar, conforme se encontra explícito no artigo 31 da Convenção dos Direitos da Criança e do Adolescente[14], como segue: "Os Estados Parte deverão respeitar e promover o direito da criança de participar integralmente da vida cultural e artística e deverão propiciar oportunidades iguais e apropriadas para a atividade cultural, artística, recreativa e de lazer".

O direito ao brincar, além de estar assegurado pelo Estatuto da Criança e do Adolescente[15], foi recentemente atualizado e reforçado no Marco Legal da Primeira Infância de 2016, que veio atualizar e complementar o ECA. Cita este documento o estudo internacional realizado pela International Play Association (IPA), organização não governamental existente há mais de 50 anos, que, em 2010, realizou pesquisa em quatro continentes sobre as causas impeditivas do direito de brincar[16]. Nas conclusões do estudo, afirma-se que o principal fator para essa realidade desfavorável está no "pouco entendimento sobre a importância do brincar por parte de pais, profissionais, gestores públicos e legisladores. Ficou claro que esta é a principal razão para as violações do direito de brincar". As recomendações resultantes desta pesquisa sugerem que:

Para melhor defender o direito de brincar, é preciso:

- destacar a importância do envolvimento massivo no processo de educação para todos os públicos, visando melhorar o entendimento sobre o tema;

- comunicar aos legisladores e gestores públicos de todas as áreas sobre a importância de se incluir o brincar em todos os programas voltados para as crianças; e

- capacitar amplamente os profissionais que atuam com e para as crianças, no sentido de que compreendam a importância e as estratégias para garantir o direito de brincar.

No movimento em prol da defesa do direito ao brincar, destaca-se a contribuição das atividades da brinquedoteca e, nela, a atividade do profissional preparado para a sua gestão, o brinquedista.

≡ A brinquedoteca e o brinquedista

A Associação Brasileira de Brinquedotecas (ABBri) (www.brinquedoteca.org.br), em conformidade com o referencial elaborado pela International Toy Libraries Association (ITLA)[17], considera Brinquedoteca o espaço provido de brinquedos e jogos destinado a favorecer às crianças e seus acompanhantes a brincar de forma livre – com livre escolha do material, de sua utilização, dos parceiros –, sendo mediados por recursos lúdicos diversificados. Além de jogos e brinquedos, são recursos lúdicos os materiais que permitem a representação simbólica e a criatividade, como instrumentos musicais, livros, material de artes plásticas e modelagem.

A brinquedoteca marca sua diferença perante os locais destinados à aprendizagem escolar e às atividades de recreação dirigida, pois, ao contrário destes, ali a criança está no centro e no controle da situação, e o adulto tem a função de criar um ambiente acolhedor e seguro que estimule as várias possibilidades de atividade lúdica e a interação social. A participação efetiva das crianças, junto com a equipe da instituição, voluntários e familiares, na idealização e efetivação da organização do espaço físico e do funcionamento da Brinquedoteca é muito importante para que todos se sintam parte integrante e viva do projeto, o qual se atualiza com o tempo e o desejo dos usuários. Neste espaço, o brincar e o brinquedo estão como centro de todo projeto e atividade, equilibrando-se entre brincar livre e brincar com animação no local. Do mesmo modo, procura-se equilíbrio entre atividades internas e externas, sendo recomendável que a brinquedoteca também possua um ambiente ao ar livre, com elementos da natureza.

A brinquedoteca é, antes de tudo, um centro de Cultura, porque valoriza o patrimônio lúdico, apresentando jogos de diferentes épocas e de diferentes culturas, ao mesmo tempo em que gera práticas criativas culturais, como ateliê de fabricação e de criação de jogos; oficinas de jogos e de formação sobre o jogo, o brinquedo e a atividade lúdica; acolhida a estagiários e a portadores de projetos. Outros serviços que poderão ser ofertados por esse dispositivo consistem em: organizar documentação, informação e orientação relativas ao brincar, brinquedo e jogo (escolha, utilização, interesse, histórico) a pais, educadores, especialistas de outras áreas; realizar testes de jogos e brinquedos; promover atividades lúdicas em espaços públicos e em eventos comemorativos da comunidade; oferta de serviços itinerantes, bem como de empréstimo do acervo lúdico.

Entretanto, a brinquedoteca não se resume em um local com estantes cheias de brinquedos e jogos. É de extrema importância a presença do profissional brinquedista nesses espaços, a fim de realizar a sua gestão com qualidade, coordenando e capacitando a equipe de colaboradores, informando e orientando familiares e profissionais, promovendo projetos internos ou apoiando projetos de outros serviços da instituição que integra (por exemplo, em um hospital, colaborando em uma campanha de saúde bucal, de vacinação, de nutrição etc.) ou atuando com grupos e entidades da comunidade local. Essa gestão qualificada de um profissional brinquedista se torna mais relevante quando a brinquedoteca é frequentada por crianças com doenças ou deficiências, para as quais é extremamente valioso poder interagir com um acervo lúdico seguro e adequado às suas condições de saúde e diferentes capacidades e necessidades de desenvolvimento. Para realizar esses propósitos e funções, o profissional brinquedista terá formação teórico-prática específica na área do desenvolvimento infantil, com conhecimentos acerca dos jogos e brinquedos, de seu aspecto histórico e cultural, das formas de jogar e brincar, de modalidades de atividades lúdicas, dos recursos organizacionais próprios das brinquedotecas, além de conhecimento dos modos de produção e das normas de segurança dos brinquedos.

Ainda que o serviço seja apoiado por voluntários (e a correta manutenção de uma brinquedoteca é bastante trabalhosa, realmente exigindo toda ajuda possível), a presença do coordenador da brinquedoteca visa assegurar, sobretudo, a manutenção, no tempo, do projeto original da brinquedoteca, sem o que se corre o risco de seus propósitos e benefícios se perderem gradativamente, com queda na qualidade do serviço.

≡ A brinquedoteca hospitalar: brincar na oncologia

Para Viegas[18], a brinquedoteca hospitalar é um fator central de humanização hospitalar. Apesar da reconhecida importância da ludicidade no tratamento das crianças e adolescentes enfermos, verificamos que se trata de uma longa construção em prol do respeito às necessidades das crianças em tratamento, que segue estreitamente ligada ao movimento de humanização. Compreende-se este processo ao resgatar o histórico do lugar da ludicidade nos hospitais. Destacamos o pioneirismo da psicóloga Aydil Queiroz Perez-Ramos[19], que, na década de 1950, introduziu a Sala de Brinquedos na Seção de Higiene Mental da Pediatria do Hospital das Clínicas (FMUSP) com objetivo de propiciar avaliação, intervenção e lazer às crianças em tratamento e funcionando também como campo de pesquisa e estágio. Em 1959, na Grã-Bretanha, o Relatório Platt[20] promoveu um marco na assistência à criança hospitalizada, ao propor horários flexíveis de visita, a permanência da mãe junto à criança e atividades recreativas e educativas no hospital. Em 1983, na Suécia, Ivonny Lindquist[21] in-

fluenciou na transformação do marco legal em seu país, tornando as brinquedotecas hospitalares uma realidade. No Brasil, desde 2005, a Lei Federal n. 11.104, de 21 de março do mesmo ano[22] determina que hospitais que ofereçam atendimento pediátrico contem com brinquedotecas. Além das unidades de internação, a oferta de atividades lúdicas pode estar presente também em outros setores do hospital nos quais a criança está inserida, como em ambulatórios, centrais de exames e até mesmo no centro cirúrgico.

De acordo com Winnicott[23], o brincar facilita o crescimento e, portanto, a saúde. Dessa forma, se constitui como uma atividade altamente significativa, pois, muito além de suas funções puramente recreativas, estabelece um elo com o que há de saudável na criança, com a vida. Favorecer a expressão lúdica como fonte de estímulos e mecanismo de enfrentamento da doença é um cuidado especial a favor do desenvolvimento cognitivo e emocional da criança em tratamento oncológico.

O adoecer e a hospitalização implicam mudanças significativas na rotina da criança e de seus cuidadores, especialmente nas enfermidades crônicas, como é o caso dos pacientes com câncer. O diagnóstico e o tratamento oncológico envolvem alguns fatores que podem dificultar esta experiência: ambiente e pessoas desconhecidas, procedimentos invasivos e dolorosos, afastamento dos ambientes e das pessoas de maior convívio, reações adversas devido às medicações, alteração do apetite, restrições alimentares, queda de cabelo, mudanças físicas, entre outros[24].

Considerando que esses fatores podem influenciar no enfrentamento da doença e que, muitas vezes, as crianças hospitalizadas têm dificuldade em verbalizar seus desejos e interesses, é importante que sejam oferecidos espaços de protagonismo e de valorização da singularidade da criança, nos quais ela tenha a oportunidade de imergir no universo simbólico e se expressar livremente, aliviando seus medos e angústias.

De acordo com Oliveira[25], é por meio da brincadeira de faz de conta que a criança projeta o que vem pensando e sentindo, pois representa o que está acontecendo com ela de forma palpável e visível, ou seja, tem condições de ver, tocar e sentir o seu mundo interno através de algo concreto (o brinquedo). Utilizando esses recursos, a criança passa a entender e aceitar melhor o que está se passando com ela. Em função disso, as equipes de saúde vêm valorizando cada vez mais o brincar e envolvendo o universo lúdico na rotina de atendimento do paciente pediátrico como grande aliado em sua recuperação.

No HIAE, tanto a Unidade de Internação Pediátrica como o Ambulatório de Oncopediatria possuem brinquedotecas destinadas somente para pacientes que frequentam essas unidades. Tem como missão ajudar a amenizar o sofrimento e o desconforto que muitas vezes são causados pelo adoecimento e pela internação. Nesses espaços, as brinquedistas são responsáveis pela organização, funcionamento, acolhimento e interação lúdica com os pacientes e seus familiares, sob a supervisão de psicólogos e psicopedagogos.

Dentro da rotina de atuação, inicialmente, os brinquedos são higienizados pelas brinquedistas diariamente, seguindo as normas do Serviço de Controle de Infecção Hospitalar (SCIH) do HIAE, possibilitando mais segurança dos pacientes, acompanhantes e dos próprios colaboradores. Dentre as normas, são considerados alguns critérios para a escolha dos brinquedos, pois estes devem ser laváveis e higienizáveis, excluindo a possibilidade do uso de brinquedos de madeira, tecido e pelúcia. Livros, revistas e materiais de papelão devem ser encapados ou plastificados. Além dos cuidados com a limpeza e desinfecção dos brinquedos, as brinquedistas se preocupam também em incentivar a higiene das mãos de todos os frequentadores da brinquedoteca.

A rotina de atuação da brinquedista engloba também o planejamento e execução de oficinas dirigidas, decoração dos leitos em datas comemorativas como aniversários, última quimioterapia, "pega" de medula, alta hospitalar, entre outras, bem como a manutenção dos brinquedos e plastificação dos jogos e materiais.

Na chegada da criança à brinquedoteca, a brinquedista promove o acolhimento, permitindo que ela escolha o brinquedo ou a brincadeira de sua preferência. Dessa forma, a criança consegue, por meio do brincar, expressar seus desejos, medos e angústias com relação ao momento vivenciado. Por exemplo, uma criança em tratamento quimioterápico solicita à brinquedista que penteie seus cabelos, porém, devido à ação do medicamento, apresenta somente alguns fios. É importante que, neste momento, a brinquedista se disponibilize e acolha o desejo da criança, permitindo que ela vivencie de maneira lúdica uma situação que pode estar lhe causando desconforto. Ao representar o que está acontecendo com ela por meio da brincadeira, a criança utiliza mecanismos simbólicos que, ao mesmo tempo em que disfarça seu conteúdo latente, permite que este se manifeste no campo da consciência de forma menos sofrida, podendo ser melhor elaborado[25].

A partir dessa perspectiva, é fundamental que a brinquedista esteja preparada para acolher as manifestações evidenciadas durante as brincadeiras, sendo cautelosa em seu manejo. No HIAE, a brinquedista, além da interação lúdica realizada nas brinquedotecas, realiza atendimentos individuais nos leitos com as crianças que estão impossibilitadas de frequentar esses espaços. Esses atendimentos são solicitados pela equipe multiprofissional a partir da observação comportamental da criança, ou seja, se ela está chorosa, introspectiva, irritada ou até mesmo eufórica. São disponibilizados brinquedos simbólicos, jogos, materiais de papelaria e materiais que a enfermagem utiliza em seus procedimentos para que, brincando, a criança consiga ressignificar o processo de adoecimento, tornando-se ativa e comandante desta situação. Dessa forma, a brincadeira pode não só auxiliar na expressão de seus sentimentos como possibilitar momentos prazerosos de lazer e descontração.

O tratamento oncológico implica períodos de internação e de acompanhamento ambulatorial de acordo com cada tipo de doença. As idas ao hospital são constantes, e o tempo de permanência varia de acordo com o procedimento, podendo ocorrer longos períodos de espera. Dentro desse contexto, a brinquedoteca ajuda também a amenizar o medo e a ansiedade causados não só pelas especificidades do tratamento, mas também pelas fantasias que acompanham a criança enquanto espera para ser atendida[24].

A importância do brincar repercute favoravelmente não só para a criança, como também para a família e para o hospital. Por meio da interação lúdica, é possível amenizar a tensão e a ansiedade do paciente, e, dessa forma, também de seus pais e familiares, pois conseguem perceber a criança mais relaxada. Assim, também passam a se sentir mais tranquilos e seguros nesse ambiente, além de ter a oportunidade de reorganizar-se e até mesmo descansar física e emocionalmente, esquecendo por um tempo os efeitos negativos gerados pela hospitalização. Ao mesmo tempo, a atividade lúdica pode possibilitar uma melhor interação entre pais e filhos, ou criança e acompanhante, que, brincando juntos, podem se divertir e deslocar seus pensamentos para algo além da doença. Esses fatores contribuem para a construção de relações de confiança entre criança, família e equipe de saúde, colaborando para uma maior adesão ao tratamento.

Diante do exposto, nota-se o quanto é relevante que a equipe multiprofissional perceba e possibilite o brincar no contexto do tratamento da criança com câncer. Por meio da ludicidade, a criança pode ressignificar a experiência do adoecimento e hospitalização e melhor se adaptar a esse novo contexto, como assinala Mitre: "Quando lidamos com uma clientela que tem sua rotina de vida desestruturada pela doença, o brincar aparece como uma possibilidade de organização deste caos".[26]

■ Implementação e funcionamento da classe hospitalar

Um dos princípios que rege as ações do serviço de saúde é a atenção integral às necessidades individuais. Esse princípio está fundamentado no modelo proposto pelo Institute for Health Improvement (IHI), que visa à redução dos custos, melhoria na experiência do paciente e na saúde da população[27]. Também incide no direito que as pessoas têm de ser atendidas no conjunto de suas necessidades, e no dever que o Estado tem de oferecer serviços de saúde organizados para atender essas necessidades de forma integral[28].

Quando pensamos no cuidado do paciente pediátrico em tratamento oncológico em uma perspectiva de atenção integral, não podemos deixar de lado o contexto escolar. A criança com câncer fica impossibilitada de frequentar a escola por meses ou até mesmo anos, de acordo com cada diagnóstico e tratamento. Contudo, esse afastamento não pode interromper seu processo de aprendizagem, e o cuidado deve abranger suas necessidades de acordo com cada fase de desenvolvimento infantil.

Para além das necessidades emocionais e recreativas, é preciso destacar as necessidades intelectuais da criança, e aqui não se trata de eleger um racionalismo ou um intelectualismo dos significados do adoecer e do tratamento de saúde, mas de reconhecer que os processos que organizam a subjetividade organizam e são organizados por efeitos de aprendizagem[29].

A criança, no transcorrer de seu desenvolvimento, tem necessidades intelectuais próprias e que interferem nas experiências e relações que estabelece consigo mesma e com o outro. Oferecer oportunidades de exploração intelectual à criança em tratamento oncológico é dar continuidade aos processos de desenvolvimento e de aprendizagem, estabelecendo laços com o cotidiano que foi interrompido. Além disso, em consonância com a inclusão de atividades lúdicas no hospital, incluir a continuidade das atividades escolares ajuda no resgate dos aspectos saudáveis da criança, mesmo em face da doença, respeitando e valorizando a construção de uma visão de si, de mundo e de estar no mundo.

Na impossibilidade de frequentar a escola durante o tratamento de saúde, as crianças e adolescentes precisam de formas alternativas de organização e oferta de ensino[30]. Além de compor uma assistência integral, o acompanhamento pedagógico possibilita que o paciente pediátrico tenha suas necessidades intelectuais atendidas, respeitando suas limitações, sua patologia e sua história de vida. Esse é um direito assegurado por lei.

O respaldo legal está expresso em diversos documentos. A Constituição Federal de 1988, artigo 205, descreve que a educação é direito de todos e dever do Estado e da família[31]. Com base na lei citada, a Lei de Diretrizes e Bases da Educação Nacional (LDB), n. 9.394/96, no artigo 58 § 2º, estabelece: "O atendimento educacional em classes, escolas ou serviços especializados, sempre que, em função das condições do aluno, não for possível sua integração no ensino regular"[32].

Esse direito é ainda evidenciado na Resolução n. 02/01 do Conselho Nacional de Educação, que, no art. 13 estabelece: "Os sistemas de ensino, mediante ação integrada com os sistemas de saúde, devem organizar o atendimento educacional especializado a alunos impossibilitados de frequentar as aulas em razão de tratamento de saúde que implique internação hospitalar, atendimento ambulatorial ou permanência prolongada em domicílio"[33]; e na Resolução n. 41/95 do Conselho Nacional de Defesa dos Direitos da Criança e do Adolescente, que assevera: "Direito a desfrutar de alguma forma de recreação, programas de educação para a saúde, acompanhamento do curriculum escolar, durante sua permanência hospitalar"[34].

Com base na legislação vigente e com o objetivo de estruturar ações políticas de organização do sistema de atendimento educacional em ambientes hospitalares e domiciliares, o Ministério da Educação (MEC)[30], por meio da Secretaria de Educação Especial, elaborou um documento sob a perspectiva da educação inclusiva, auxiliando os hospitais a se adequar para atender a diversidade desses educandos. Esse documento traz o conceito de Classe Hospitalar, que visa ao atendimento pedagógico às crianças e adolescentes que, devido às condições especiais de saúde, encontram-se afastados da escola.

Denomina-se classe hospitalar o atendimento pedagógico-educacional que ocorre em ambientes de tratamento de saúde, seja na circunstância de internação, como tradicionalmente conhecida, seja na circunstância de atendimento em hospital-dia e hospital-semana ou em serviços de atenção integral à saúde mental[30].

Cumprindo as leis citadas e integralizando o atendimento pediátrico pelo reconhecimento e respeito às necessidades intelectuais e sociais que tornam peculiar o desenvolvimento infantil, os hospitais vêm se adequando cada vez mais e inserindo as Classes Hospitalares em seus serviços.

No HIAE, esta modalidade foi implantada e autorizada no ano de 2015 pela Secretaria da Educação do Estado de São Paulo e, desde então, crianças e adolescentes impossibilitados de frequentar a escola por um longo período têm a oportunidade de participar do acompanhamento pedagógico, com o seguimento do currículo escolar. A Classe Hospitalar Albert Einstein oferece o atendimento educacional aos pacientes pediátricos internados ou em tratamento oncológico ambulatorial, na faixa etária de 3 a 17 anos e 11 meses, correspondentes aos níveis escolares da Educação Infantil, Ensino Fundamental I, Ensino Fundamental II e Ensino Médio.

A assistência prestada aos alunos-pacientes em tratamento oncológico busca garantir a manutenção do vínculo entre eles e a escola por meio das mediações psicopedagógica e pedagógica. Dessa forma, após o diagnóstico e os direcionamentos clínicos, a criança passa pela avaliação psicopedagógica, com o objetivo de identificar a modalidade de aprendizagem e a disponibilidade interna de se dedicar ao aprender, à fase de desenvolvimento, bem como às habilidades e competências que já adquiriu, conforme já citado anteriormente. Além dos testes realizados com a criança, a entrevista com os pais e o contato com a escola compõem a avaliação.

Com o levantamento de dados, o psicopedagogo discute o caso com a equipe multidisciplinar, em especial com o professor da Classe Hospitalar, com o intuito de melhor alinhar as condutas e os acompanhamentos. São traçados os planos de acompanhamento de acordo com a individualidade e as peculiaridades de cada caso. A partir daí, professor e psicopedagogo atuam em conjunto no processo de ensino e aprendizagem do aluno-paciente, aliando o seguimento do currículo escolar com o processo de aprendizagem

significativa, ou seja, que tenha sentido para o aprendiz, ampliando o olhar para a singularidade do pensar.

Essa parceria entre professor e psicopedagogo permite não só diagnosticar e intervir nos problemas de aprendizagem preexistentes, como também contribuir para a prevenção de possíveis dificuldades ou defasagens em função do processo de adoecimento e tratamento.

De acordo com o MEC[30], o atendimento pedagógico hospitalar deve ser realizado em ambientes planejados para favorecer o desenvolvimento e a construção do conhecimento dos estudantes, no âmbito da educação básica, respeitando as capacidades e necessidades educacionais especiais de cada indivíduo.

Nesse sentido, o MEC define como exigência mínima para esse atendimento uma sala com mobiliário adequado e uma bancada com pia, além de recomendar instalações sanitárias próprias, completas, suficientes e adaptadas. A Classe Hospitalar Albert Einstein atende a essas exigências, tendo espaço próprio e horário de funcionamento, que é composto por mesas e cadeiras próprias para a faixa etária atendida, armários coloridos que alegram o ambiente e organizam todo o material pedagógico, minibiblioteca, computador em rede e chamada a ramal e linha externa.

Os alunos atendidos ali normalmente frequentam os ambulatórios oncológicos (quimioterapia, radioterapia e consultórios médicos), e outra possibilidade de atendimento é no leito da criança que está internada, quando ela não tem possibilidade de ir à sala de aula. As aulas podem ser realizadas individualmente, ou em pequenos grupos, a depender dos objetivos propostos no planejamento pedagógico.

Devido à diversidade das faixas etárias, a classe tem característica multisseriada, ou seja, pode atender simultaneamente alunos de diferentes faixas etárias e anos/séries. Assim, é importante ressaltar que professor e psicopedagogo procuram auxílio da escola de origem do aluno para melhor elaborar a adaptação e flexibilização do currículo, considerando suas necessidades de acordo com seu estágio de desenvolvimento.

A literatura ainda não é vasta, mas menciona a importância do professor com relação ao desenvolvimento, às aprendizagens e ao resgate da saúde da criança e do adolescente enfermos[35]. Essa figura no hospital resgata aspectos do cotidiano da criança, representando-lhe uma pessoa de confiança. Nesse sentido, o professor oferece um espaço seguro, facilitador da aprendizagem, proporcionando condições para a continuidade à escolaridade e a aquisição de novos conteúdos intelectuais. Além disso, a oportunidade de retomar as atividades escolares pode ajudar a criança a se reconhecer como sujeito ativo, produtivo, favorecendo seu bem-estar físico e emocional.

A prática pedagógica possui características próprias ao contexto hospitalar, diferentes de uma escola comum em muitos aspectos, como a rotatividade dos alunos, o tempo de aula, a quantidade de alunos, a fragilidade emocional destes em função da doença, diferentes faixas etárias. Por isso, é fundamental que o professor, além do interesse, motivação e da formação teórica especializada, possua também conhecimentos básicos sobre as peculiaridades desse ambiente, bem como sobre o câncer, o impacto do diagnóstico, o tratamento a ser realizado e seus efeitos, para, assim, oferecer um atendimento especializado, com qualidade e segurança.

Dentro de seu planejamento anual, o professor, em parceria com o psicopedagogo, elabora o projeto pedagógico a ser desenvolvido durante todo o ano letivo com os alunos da classe. Assim, as atividades são definidas e executadas de forma interdisciplinar, de acordo com as faixas etárias e anos/séries,

entretanto, todas abordando o mesmo tema. Um exemplo de projeto pedagógico já realizado é o intitulado "Releitura Sustentável", no qual, a cada início de aula, os alunos eram convidados a apreciar uma determinada obra de arte, conhecer brevemente a história do artista e, em seguida, soltar a imaginação e criar a sua releitura da obra por meio da reutilização de materiais diversos, como copos de plástico, chapas de raios X, retalhos de papéis, entre outros. Os alunos participavam ativamente de suas produções, soltando a criatividade por meio de atividades pedagógicas que contextualizam o fazer artístico e a sustentabilidade.

Ao final do projeto, foi realizada uma exposição de arte em que os alunos, seus familiares e os colaboradores do hospital puderam prestigiar e apreciar as obras criadas. Por meio do projeto citado, foi possível ampliar as formas de expressão e o universo criativo e imaginário das crianças, permitindo que interagissem com suas emoções, por meio do pensar, do apreciar e do fazer arte.

Para compor a assistência pedagógica e psicopedagógica da Classe Hospitalar do HIAE, são realizados frequentemente contatos com a escola de origem do aluno, objetivando alinhar todo o acompanhamento. Além do seguimento do currículo escolar, a dinâmica de trabalho engloba planejamentos, preenchimento de formulário individual com dados pessoais e escolares, registro diário das atividades realizadas e relatório pedagógico e psicopedagógico.

As atividades lúdicas também são inseridas nesse contexto como uma importante estratégia no processo de ensino e aprendizagem. De acordo com Piaget (apud Luckesi)[36], o sujeito é definido como um ser ativo, ou seja, constrói o conhecimento por meio de sua ação sobre o meio, de suas relações com o mundo exterior. As atividades lúdicas servem de recursos de autodesenvolvimento, pois possibilitam a organização da cognição e do afeto da criança, aprendendo a relacionar-se com o que está fora e em torno de si[36]. Nesse sentido, as atividades lúdicas compõem o planejamento pedagógico, auxiliando no desenvolvimento de competências e habilidades específicas do aluno de acordo com os objetivos propostos pelo professor, fomentando o prazer em aprender.

A complexidade do processo educacional dentro do hospital requer a atenção de todos os profissionais envolvidos no cuidado da criança e do adolescente em tratamento. A qualidade desta assistência é resultado da sua integração à equipe multiprofissional, pois é a partir de discussões clínicas que o professor se instrumentaliza para planejar e executar seu atendimento. A interação entre o professor e os demais profissionais da equipe de saúde envolve a troca de saberes, experiências e observações realizadas nos acompanhamentos.

Essa forma de interação multiprofissional promove o cuidado e atenção necessários para um tratamento integral e humanizado. Além disso, aproxima a família da equipe por meio da comunicação alinhada e orientações definidas em discussões de caso.

Ao final do tratamento, inicia-se o processo de preparação do aluno-paciente e da família para o retorno para casa e a volta à escola. Por meio da articulação da equipe multiprofissional, são delineadas orientações, cada qual dentro de sua especialidade, e repassadas à criança e à família para que retorne ao seu convívio social da forma mais adequada possível. Em seguida, é realizada, por meio de videoconferência, uma reunião entre a equipe multiprofissional do hospital e a equipe gestora e docente da escola de origem da criança para adequar e facilitar sua reintegração escolar. Nesse processo de alta, é entregue aos pais e à escola de origem da criança um relatório psicopedagógico descritivo dos acompanhamentos realizados durante a hospitalização/tratamento, contendo

as informações e orientações necessárias para a devida (re)integração da criança no cotidiano escolar e lúdico.

Diante do exposto, a Classe Hospitalar do HIAE, além de garantir o direito à educação, auxilia na prevenção ou minimização de intercorrências cognitivas e socioafetivas, proporcionando condições para os alunos conhecerem, descobrirem ou dar novo sentido a conceitos, sentimentos, valores e ideais e, assim, se reconhecerem como autores de suas próprias histórias.

Nesse cenário de aprendizagens carregadas de significados, a mediação pedagógica e psicopedagógica oferece consideráveis possibilidades de ressignificações para o aluno-paciente, cada qual dentro de suas especificidades, porém, ambas em comum, resgatando a autoestima, minimizando o sofrimento com relação ao tratamento e ampliando suas potencialidades.

≡ Considerações finais

O serviço de Psicopedagogia, mediante sua presença na Oncologia Pediátrica, configura-se como um conjunto de atividades voltadas às necessidades da criança que, mesmo em situação de adoecimento, não pode ser impedida de brincar, de aprender, de sorrir, de viver a sua infância. Suas ações inseridas na Classe Hospitalar e na Brinquedoteca, em um contexto de equipe multidisciplinar e de humanização hospitalar, procuram assegurar que o brincar e o aprender continuem presentes no dia a dia das crianças hospitalizadas, de modo a fortalecer os aspectos saudáveis de sua vida e as potencialidades de sua personalidade, concorrendo para melhor adesão aos tratamentos e criação de vínculos positivos com todos os profissionais envolvidos com ela.

≡ Referências

1. Conselho Nacional da Associação Brasileira de Psicopedagogia (Brasil). Código de ética do psicopedagogo: gestão 2011/2013. Disponível em: http://

www.abpp.com.br/documentos_referencias_codigo_etica.html. Acesso em: 30/01/2017.

2. Barbosa LMA. Epistemologia da psicopedagogia: reconhecendo seu fundamento, seu valor social e seu campo de ação. Comemorando os 15 anos da ABPp – Paraná Sul, 2006. Revista Psicopedagogia. 2007; 24(73):90-100.

3. Campos MCM. Psicopedagogo: um generalista-especialista em problemas de aprendizagem. In: Oliveira VB, Bossa N, organizadores. Avaliação psicopedagógica da criança de zero a seis anos. 12. ed. Petrópolis: Vozes; 2015. p. 207-223.

4. Teixeira R. Projeto de Lei n. 3.512 de 2008. Dispõe sobre a regulamentação do exercício da atividade de Psicopedagogia. [projeto de Lei online]. 2008 [acesso em: 30 jan. 2017]. Disponível em: http://www.camara.gov.br/proposicoesWeb/fichadetramitacao?idProposicao=398499.

5. Campos MCM. Prefácio. In: Ferreira MEMP, organizadores. Psicopedagogia em tempo de expansão. São Paulo: Anadarco; 2011. p. 7-14.

6. Gasparian MCC. Psicopedagogia institucional sistêmica. São Paulo: Abril Cultural; 1997.

7. Castanho MIS. Psicopedagogia em contextos hospitalares e da saúde: três décadas de publicações na Revista Psicopedagogia. Rev. Psicopedagogia 2014;31(94):63-72.

8. Paín S. Diagnóstico e tratamento dos problemas de aprendizagem. Machado AMN, tradutor. Porto Alegre: Artes Médicas; 1985.

9. Fernández A. Os idiomas do aprendente: análise das modalidades ensinantes em famílias, escolas e meios de comunicação. Hickel NK, Sordi RO, tradutores. Porto Alegre: Artmed, 2001.

10. Brasil. Ministério da Saúde (MS). Secretaria de Atenção à Saúde. Política Nacional de Humanização da Saúde. Documento Base. 4. ed. Brasília: Ministério da Saúde (MS); [publicação online]. 2007 [acesso em: 17 jan. 2018]. Disponível em: http://bvsms.saude.gov.br/bvs/publicacoes/documento_base.pdf.

11. Brasil. Resolução n. 45, de 13 de outubro de 1995. Dispõe sobre os Direitos da Criança e do Adolescente Hospitalizados, Brasília, SEDH/CONANDA; [publicação online]. 1995 [acesso em: 17 jan. 2018]. Disponível em: http://dh.sdh.gov.br/download/resolucoes-conanda/res-1-a-99.pdf.

12. Bossa NA. A Psicopedagogia no Brasil: contribuições a partir da prática. Porto Alegre: Artes Médicas Sul, 1994.

13. Noffs N de A, Rachman VCB. Psicopedagogia e saúde: reflexões sobre a atuação psicopedagógica no contexto hospitalar. Rev. Psicopedagogia 2007;24(74):160-8.

14. Organização das Nações Unidas – ONU. Convenção sobre os direitos da criança. [publicação online]. 1989 [acesso em: 17 jan. 2018]. Disponível em: http://bvsms.saude.gov.br/bvs/publicacoes/convdir_crianca.pdf.

15. Brasil. Lei n. 8.069, de 13 de julho de 1990. Dispõe sobre o Estatuto da Criança e do Adolescente e dá outras providências. [publicação online]. 1990 [acesso em 17 jan. 2018]. Disponível em: http://www.planalto.gov.br/ccivil/LEIS/L8069.htm.

16. Martins MF. Brincar: um direito e um dever. In: Primeira infância; avanços no marco legal da primeira infância. Câmara dos Deputados. Centro de Estudos e Debates Estratégicos – Cedes. Brasília. [publicação online] 2016 [acesso em: 30 jan. 2018]. p. 156-162. Disponível em: http://www2.camara.leg.br/a-camara/estruturaadm/altosestudos/pdf/obra-avancos-do-marco-legal-da-primeira-infancia.

17. International Toy Libraries Association. [publicação online] Disponível em: http://itla-toylibraries.org/home/join-us/. Acesso em: 13 dez. 2017.

18. Viegas D. Humanização hospitalar. In: Viegas D, organizador. Brinquedoteca hospitalar: isto é humanização. Rio de Janeiro: WAK, 2008. p. 47-52.

19. Perez-Ramos AMQ. O ambiente na vida da criança hospitalizada. In: Bomtempo E, Antunha EG, Oliveira VB, organizadores. Brincando na escola, no hospital, na rua... Rio de Janeiro: WAK; 2006. p. 75-110.

20. Ministry of Health. Central Health Services Council. The Welfare of children in hospital (Platt Report). London, Her Majesty's Stationery Office, 1959.

21. Lindquist Y. Brincar no hospital. In: Friedman A, Michelet A, Aflalo C. et al. O direito de brincar: a brinquedoteca. 2. ed. São Paulo: Scritta; 1994. Disponível em: http://www.abrinquedoteca.com.br/pdf/50ain.pdf. Acesso em: 15/12/2017.

22. Brasil. Lei Federal n. 11.104/2005. Dispõe sobre a obrigatoriedade de instalação de brinquedotecas nas unidades de saúde que ofereçam atendimento pediátrico em regime de internação. Disponível em: http://www.planalto.gov.br/ccivil_03/_Ato2004-2006/2005/Lei/L11104.htm. Acesso em: 13 dez. 2017.

23. Winnicott DW. O brincar e a realidade. Abreu JOA, Nobre V, tradutores. Rio de Janeiro: Imago, 1975.

24. Pecoraro P, Saggese D. Brinquedoteca Terapêutica Senninha – vale a pena ter uma brinquedoteca hospitalar? (Relato de experiência). In: Viegas D, organizador. Brinquedoteca hospitalar: isso é humanização. 2. ed. Rio de Janeiro: Wak, 2007. p. 117-126.

25. Oliveira, VB. O lúdico na realidade hospitalar. In: Viegas D, organizador. Brinquedoteca hospitalar: isso é humanização. 2. ed. Rio de Janeiro: Wak, 2007. p. 27-32.

26. Mitre RM. Brincando para viver: um estudo sobre a relação entre a criança gravemente adoecida e hospitalizada e o brincar (Dissertação de mestrado). Rio de Janeiro: Instituto Fernandes Figueira. p. 10, 2000. Disponível em: https://www.arca.fiocruz.br/bitstream/icict/3550/2/ROSA%20MARIA%20MITRE.pdf.

27. Institute for Health Improvement (IHI). The IHI Triple Aim. [publicação online]; 2018 [acesso em: 05 fev. 2018]. Disponível em: http://www.ihi.org/Engage/Initiatives/TripleAim/Pages/default.aspx.

28. Prado SRL de, Fujimori E, Cianciarullo TI. A prática da integralidade em modelos assistenciais distintos: estudo de caso a partir da saúde da criança. Texto Contexto Enferm, Florianópolis, 2007 jul.-set.; 16(3): 399-407. Disponível em http://www.scielo.br/pdf/tce/v16n3/a04v16n3.pdf.

29. Ceccim RB. Classe hospitalar: encontros da educação e da saúde no ambiente hospitalar. Pátio. 1999 [publicação online]. Ano III, n. 10. [acesso em: 19 jan. 2018]. Disponível em: http://www.cerelepe.faced.ufba.br/arquivos/fotos/84/classehospitalarceccimpatio.pdf.

30. Brasil. Ministério da Educação. Classe hospitalar e atendimento pedagógico domiciliar: estratégias e orientações. Secretaria de Educação Especial. Brasília: MEC; SEESP, 2002.

31. Brasil. Constituição da República Federativa do Brasil. Brasília: Imprensa Oficial, 1988.

32. Brasil. Ministério da Educação. Lei n. 9.394, de 20 de dezembro de 1996. Estabelece as diretrizes e bases da educação nacional. Diário Oficial da União – 23 dez 1996. Disponível em: http://www.planalto.gov.br/ccivil_03/leis/l9394.htm. Acesso em: 19 jan. 2018.

33. Brasil. Ministério da Educação. CNE/CBE n. 2 de 11 de setembro de 2001. Institui Diretrizes Nacionais para a Educação Especial na Educação Básica. Disponível em: http://portal.mec.gov.br/cne/arquivos/pdf/CEB0201.pdf. Acesso em: 19 jan. 2018.

34. Brasil. Conselho Nacional dos Direitos da Criança e do Adolescente. Resolução n. 41 de 17 de outubro de 1995 (DOU 17/19/95). Disponível em https://www.ufrgs.br/bioetica/conanda.htm. Acesso em: 19 jan. 2018.

35. Fonseca ES. Classe hospitalar: ação sistemática na atenção às necessidades pedagógico-educacionais de crianças e adolescentes hospitalizados. Temas sobre desenvolvimento, São Paulo, v. 8, n. 44, p. 32-37, 1999b.

36. Luckesi CC. Ludicidade e atividades lúdicas: uma abordagem a partir da experiência interna. [publicação online] [acesso em: 29 jan. 2018]. Disponível em: http://portal.unemat.br/media/files/ludicidade_e_atividades_ludicas.pdf.

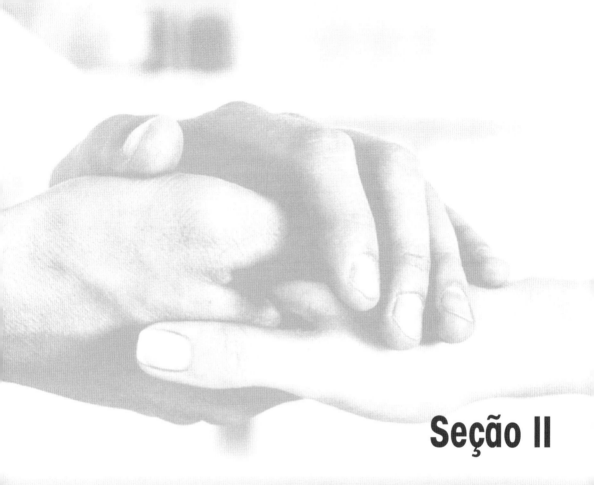

Seção II

Cuidados paliativos e terminalidade em oncologia

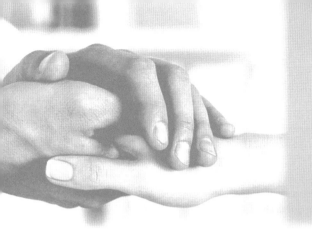

Capítulo 7

Marcus Vinícius Rezende Fagundes Netto
Maria Lívia Tourinho Moretto
Marita Iglesias Aquino

Cuidados paliativos, oncologia e psicanálise

≡ Introdução

Proposto originalmente por Cicely Sounders na década de 1960, nos *hospices** ingleses, o tratamento paliativo idealmente deveria se estabelecer como um cuidado desde o momento do diagnóstico, associado ao tratamento curativo, e se estendendo até os cuidados de fim de vida, priorizando o alívio dos sintomas mais debilitantes e preservando ao máximo a qualidade de vida do paciente portador de uma doença crônica e ameaçadora da vida[1].

Entretanto, por mais que essa terapêutica coloque-se como uma forma ideal de tratamento para doenças crônicas incuráveis, tais como diabetes, HIV, Doença Pulmonar Obstrutiva, entre outras, os cuidados paliativos ainda estão muito atrelados ao tratamento de pacientes oncológicos em fim de vida[1].

Essa associação, por sua vez, não é sem razão. Afinal, o câncer já se configura como um importante problema de saúde pública em países desenvolvidos e em desenvolvimento, sendo responsável por mais de seis milhões de óbitos a cada ano, representando cerca de 12% de todas as causas de morte no mundo[2]. Ou seja, independentemente dos avanços técnico-científicos para o diagnóstico e tratamento de neoplasias, que muitas vezes podem ser curadas, o câncer ainda é, em alguns casos, uma doença incurável e ameaçadora da vida.

Assim, a clínica com pacientes oncológicos convoca o analista encarnado na figura do psicólogo e que integra uma equipe multiprofissional a também dialogar com a equipe de cuidados paliativos, que, por sua vez, tem como fundamento de sua atuação alguns princípios básicos e norteadores dessa especialidade.

De modo resumido, mas que atende aos objetivos deste capítulo, segundo a Academia Nacional de Cuidados Paliativos[3], alguns de seus princípios são: promover o alívio da dor e de sintomas desagradáveis; afirmar a vida e considerar a morte como processo natural, não a acelerando ou adiando; integrar os aspectos psicológicos e espirituais no cuidado ao paciente; promover uma abordagem multiprofissional, focando nas necessidades dos pacientes e de seus familiares; privilegiar a

---

* A palavra *hospice* não designa apenas um local, mas uma filosofia de cuidado que prima por tratar do paciente em cuidados paliativos não apenas na esfera física, mas também levando em consideração os aspectos emocionais, psíquicos, sociais e espirituais de seu sofrimento.

tomada de decisões compartilhadas em equipe. Com isso, quanto mais precocemente o referenciamento para a equipe de cuidados paliativos é feito, maior a possibilidade de o paciente poder ser tratado de maneira integral.

No entanto, estudos demonstram que pacientes com doenças onco-hematológicas, por exemplo, apresentam baixa probabilidade de fazer uso de serviços de cuidados paliativos, sendo encaminhados tardiamente a esta especialidade. Muitos pacientes acabam recebendo cuidados agressivos quando estão próximos do fim de vida, mesmo quando o prognóstico é limitado, tendo, ainda, grande propensão a morrer no hospital sem acompanhamento de cuidados paliativos especializado[4].

Além disso, nessa especialidade parte-se do pressuposto de que não é possível alcançar esses objetivos sem escutar as necessidades individuais dos pacientes e de seus familiares. Assim, se, em outras especialidades, muitas vezes os protocolos definem os tratamentos, nos cuidados paliativos a clínica ganha destaque, e são as necessidades e demandas do paciente que devem ser priorizadas[1]. Por isso, o tratamento paliativo seria *um cuidado centrado no paciente*. Aliás, essa é uma expressão que pode ser ouvida facilmente daqueles profissionais adeptos desse tipo de tratamento e que circulam pelos corredores do hospital.

Ora, se os cuidados paliativos pautam sua ação em *um cuidado centrado no paciente* por meio de uma equipe multidisciplinar, na qual a psicologia tem um lugar cativo e as decisões são compartilhadas, poderíamos nos antecipar e afirmar que esse seria um terreno fértil e sem resistências ao discurso da psicanálise. Afinal, de forma apressada, poderíamos fazer uma aproximação deste cuidado centrado no paciente à clínica do caso a caso proposta por Sigmund Freud, já nos primórdios da psicanálise[5].

Entretanto, aqui nos é necessária certa cautela e, por isso, é importante que possamos nos debruçar em uma questão periférica, mas importante para esse projeto.

≡ O lugar da psicanálise nos cuidados paliativos[*]

Utilizamos aqui esse título como referência ao nome dado por Jacques Lacan[6] a sua conferência *O lugar da psicanálise na medicina*, proferida no Collège de Médecine, na La Salpetrière, em Paris, a convite da psiquiatra e psicanalista Jenny Aubry. Afinal, não podemos nos esquecer que, aparentemente ocupando um lugar *extraterritorial*[**], os cuidados paliativos continuam sendo uma especialidade médica e, portanto, está submetida a uma determinada economia discursiva[7]. Expliquemo-nos.

A medicina é, em sua origem, paliativista. Antes do advento da penicilina, aquilo que se fazia possível não era a cura, mas, sim, o manejo e controle dos sintomas. Paradoxalmente, hoje, no cotidiano hospitalar, o que se percebe é uma grande resistência das equipes médicas em geral de encaminhar um paciente à equipe de cuidados paliativos. Isso geralmente se relaciona a uma dificuldade de se compreender o que de fato é essa especialidade, sempre atrelando-a aos cuidados de fim de vida e terminalidade.

---

[*] Parte das elaborações que aqui se encontram são fruto de discussões realizadas no laboratório de pesquisa coordenado pela professora Dra. Maria Lívia Tourinho Moretto no departamento de Psicologia Clínica da Universidade de São Paulo.

[**] Expressão esta utilizada por Lacan para dizer o do lugar ocupado pela psicanálise na medicina, que comporta um dentro e um fora. Ou seja, a psicanálise estaria dentro, mas o mesmo tempo fora do território da medicina. Assim, apesar da clínica médica conter elementos comuns à clínica psicanalítica como o diagnóstico, o sintoma, o estabelecimento de um tratamento, a cura e a própria transferência, a compreensão e uso feito de cada um deles é radicalmente diferente na psicanálise.

Entretanto, muitas vezes, essa dificuldade diz da angústia de se deparar com o real da castração, colocada pela impossibilidade curativa e que suscita sentimentos de impotência e frustração na equipe.

Aliás, a impossibilidade de cura poderia se configurar como um elemento que facilitaria com que a psicanálise tivesse um lugar garantido nos cuidados paliativos. Afinal, cura em psicanálise não é entendida como em medicina, e, com isso, não se relaciona apenas à supressão dos sintomas. Curar-se em psicanálise significa não ser mais possível viver com as vendas de uma das paixões do humano – a ignorância[8]. Portanto, curar-se em psicanálise diz muito mais de adotar uma atitude investigativa diante da vida e do que causa sofrimento do que de uma simples supressão dos sintomas[9].

Assim, quando acionada, a equipe de cuidados paliativos geralmente é convocada a lidar com o resto, com aquilo que causa horror na equipe, que até então conduzia o tratamento do paciente. Isso, obviamente, remete-nos ao lugar que geralmente o analista ocupa na transferência com a equipe: aquele ao qual se supõe um saber sobre o que escapa à simbolização possível do discurso médico[11]. Por outro lado, isso significaria necessariamente uma proximidade entre os cuidados paliativos e a psicanálise, naquilo que diz respeito à maneira como cada um desses saberes lida com a irrupção do real? Veremos que a resposta a essa pergunta remonta a uma especificidade ética e discursiva.

Afinal, ao se ter acesso ao ensino de Jacques Lacan, algo fica muito marcado: sua preocupação com o que era feito em nome da psicanálise. Assim, além de ter proferido um seminário inteiro dedicado à ética da psicanálise[*], seu ensino é atravessado a

todo momento por esse tema. Há, no entanto, duas observações de Lacan sobre a ética da psicanálise que não se encontram em seu seminário dos anos de 1959 e 1960, mas que nos interessam. A primeira se encontra em "O lugar da psicanálise na medicina", no qual Lacan[6] nos diz que "a dimensão ética é aquela que se estende em direção ao gozo", e, a segunda, em "Televisão", quando afirma que "a ética é relativa ao discurso"[12]. Percebemos então uma articulação feita por Lacan entre ética, gozo e discurso.

≡ Discurso, ética e gozo

A partir da leitura de *O seminário 7: a ética da psicanálise*, somos avisados por Lacan[13] sobre a ética, ou, como preferiu o autor, da moral aristotélica que se baseia no Bem Supremo e em um discurso pedagógico que tem como objetivo ideal, e, portanto, ilusório o estabelecimento de tal Bem. Ao percorrermos os corredores do hospital e simplesmente conversarmos com os outros profissionais que ali se encontram, percebemos que, independentemente da especialidade, a ética que predomina é a ética do Bem Supremo, inclusive nos cuidados paliativos.

Atrelado a isso, a partir da leitura de Lacan[14] em *O seminário 17: o avesso da psicanálise*, podemos dizer que todo discurso é uma forma de tratar o gozo. Sendo assim, do ponto de vista ético, aquilo que diferencia o discurso da psicanálise do discurso médico e, portanto, daquele que está na base de qualquer especialidade médica, é a forma de tratamento do gozo. Essa leitura se revela uma importante ferramenta clínica, que nos ajuda a pensar a psicanálise aplicada às instituições de saúde.

Assim, neste mesmo seminário, Lacan[14] nos apresenta sua teoria dos quatro discursos como modalidades de laço social, reguladoras

---

[*] O leitor poderá se aproximar das articulações do autor sobre o tema, desenvolvidas em *O seminário 7:*

a ética da psicanálise, no capítulo intitulado "A dor do profissional da saúde".

das relações entre saber e gozo. Todavia, para estabelecer sua teoria dos quatro discursos, além de lançar mão da linguística, da matemática e da lógica, será em Freud e nos conceitos fundamentais de transferência e repetição que Lacan encontrará o germe de sua criação.

Ao fundar a psicanálise, Freud reconhece a existência de um laço social até então inédito naquilo que tocava a relação médico/paciente – a transferência. Esse fenômeno que, como nos adverte Freud[15], não se encontra apenas na situação analítica, é, todavia, o motor da análise. Já Lacan[14] apresenta-nos em termos discursivos o que, para ele, seriam as quatro grandes modalidades de laço social.

Ora, ao tomar a palavra, o ser falante se depara com um impossível de se simbolizar. A linguagem não dá conta de tudo. Há sempre uma perda articulada à cadeia significante que, com isso, faz do sujeito sujeito dividido, efeito de linguagem. Lacan[16] chamará essa perda de *objeto a*, mais-de-gozar, que, por sua vez, relaciona-se ao conceito de repetição para Freud. Entretanto, para compreendermos um pouco melhor o objeto *a*, considerado por Lacan sua única invenção, é importante retrocedermos um pouco em seu ensino.

Nos anos de 1962 e 1963, Lacan[17] pronunciou um seminário sobre a angústia, no qual assevera que esta não é sem objeto – objeto *a*. Entretanto, para isso, precisa, primeiramente, subverter não só a ideia de objeto, mas também propor uma nova maneira de se conceber a relação estabelecida entre sujeito e objeto. Assim, se até então o objeto era entendido como um objeto meta, um objeto de desejo, que poderia completar o sujeito, tornando-o feliz e adaptável à realidade, com Lacan, o objeto passa a ser causa, causa da divisão do sujeito, e, portanto, causa de desejo. O objeto da angústia, dessa forma, é aquele que está em vistas de ser perdido, prestes a se tornar faltoso, e, por isso, causa de angústia, mas também de desejo.

Percebemos aqui que a articulação entre falta e desejo está estabelecida, mas é somente em *O seminário 11: os conceitos fundamentais da psicanálise* que o objeto *a* será colocado como eixo do circuito pulsional, circuito esse que, para Lacan[16], não cessa, pois toda pulsão é parcial, e a satisfação obtida não está em alcançar um determinado objeto, mas em fazer o circuito que o contorna. É a partir disso que será possível para Lacan nos falar sobre o conceito de repetição, não mais como pura reprodução, mas como uma operação que tem em sua base uma perda.

Assim, é somente após esse percurso teórico e clínico que Lacan poderá relacionar a ideia de objeto *a* à perda inerente a todo discurso e a repetida tentativa de tamponá-la com a produção de um saber que tem a pretensão de se fazer verdade, um saber como meio de gozo. Por isso, o objeto *a* é um objeto, "mas apenas no sentido de substituir definitivamente qualquer ideia do objeto sustentado por um sujeito. [...] O objeto *a* só é objeto no sentido de estar ali para afirmar que nada da ordem do saber existe sem produzi-lo"[14].

Portanto, a essa perda produzida ao se tentar equivaler saber e verdade, Lacan articula as três tarefas designadas como impossíveis por Freud[18] em *Análise terminável e interminável*: governar, educar e analisar, às quais Lacan acrescentou também amar. A partir disso, Lacan propõe respectivamente suas modalidades de laço social, seus quatro discursos: o discurso do mestre, o discurso universitário, o discurso do analista e o discurso da histérica[19].

Dessa forma, os quatro discursos regem as relações simbólicas que ligam os seres falantes entre si e estabelecem modalidades de saber e de gozo. Portanto, "esses quatro discursos constituem de maneira tangível de algo do real. Essa relação de fronteira entre o simbólico e o real, nós vivemos nela, pode-se dizer"[14]. Detenhamo-nos então à teoria dos discursos.

Primeiramente, são quatro os elementos que constituem todos os discursos: $ (sujeito barrado, sujeito do inconsciente), S1 (significante mestre, aquele que inicia uma série), S2 (saber), e *a* (como mais de gozar ou objeto causa de desejo). Além disso, é importante dizer que esses elementos, dependendo do discurso, podem ocupar os seguintes lugares: agente, Outro, produto e verdade.

$$\frac{agente}{verdade} \longrightarrow \frac{outro}{produção}$$

O agente é aquele que, por seu dito, determina a ação. O Outro, por sua vez, é motivado por esse dito à produção. O lugar da produção, portanto, é o resultado do dito do agente e do trabalho do Outro. No quarto lugar, encontra-se a verdade, aquela que o Outro deve considerar como não enganadora para operar o dito do agente. Por isso, os lugares dos discursos são fixos, já que "todo e qualquer discurso é sempre movido por uma verdade, sua mola propulsora, sobre a qual assentado um agente, que se dirige a um outro a fim de obter deste uma produção"[19].

Assim, os discursos são maneiras de se fazer laço para se capturar com o saber a verdade. Todavia, Lacan nos adverte:

Se há um saber que não se sabe, como já disse, ele é instituído no nível de S2, ou seja, aquele que chamo de outro significante. Esse outro significante não está sozinho. O ventre do Outro, do grande Outro está repleto deles. Este ventre é aquele que dá, como um cavalo de Troia monstruoso, as bases para a fantasia de um saber-totalidade. É claro, porém, que sua função implica que de fora venha alguma coisa que bate à porta, sem que jamais sairá nada dali. E Troia jamais será tomada[14].

Com isso, essa verdade insiste em ficar abaixo da barra, colocando-se como não toda.

Ou seja, há uma não equivalência entre o que pode ser produzido com o discurso e o que, de fato, apreende-se como verdade[20].

Para poder demonstrar as estruturas desses diferentes discursos, por meio de matemas, Lacan[14] propõe que, em movimentos de um quarto de giro, conjuguemos os elementos S1 (significante mestre), $ (sujeito dividido), S2 (saber) e *a* (mais de gozar ou objeto causa de desejo) nos lugares de agente, Outro, produto e verdade. São esses quartos de giro que darão origem aos discursos do mestre, da histérica, do universitário e do analista. Passemos agora à apresentação de cada um desses discursos, bem como de como podemos observá-los em nossa prática clínica. Esse percurso será importante para demonstrarmos o quanto apesar de certa proximidade com alguns elementos também presentes no discurso psicanalítico, os cuidados paliativos são regidos pela lógica do discurso do mestre.

Para apresentar o discurso do mestre, que, para Lacan[14], é o discurso do inconsciente, já que apresenta a relação fundante entre S1 e S2 e tem na sua base a fórmula da fantasia, o autor nos lembra neste momento da dialética entre o senhor e o escravo de Hegel. Ou seja, o mestre absoluto, privado de gozo, deseja que o escravo entregue para ele o gozo por meio de seu saber fazer.

Discurso do mestre

$$\frac{S1}{\$} \xrightarrow{} \frac{S1}{//\ \ a} \qquad \frac{senhor}{sujeito\ barrado} \longrightarrow \frac{escravo}{gozo}$$

Ao articular a teoria dos quatro discursos ao tratamento dispensado aos alienados no hospital psiquiátrico, Rinaldi[21] afirma que o produto do discurso do médico é a doença. Essa indicação clínica obviamente não se restringe apenas à psiquiatria, mas se aplica a qualquer especialidade médica, inclusive aos cuidados paliativos. Assim, o médico paliativista (S1), não ciente da verdade da sua divisão, dirige-se à sua especialidade (S2), esperando que, com isso, um saber se produza sobre a doença e que esse tenha peso de verdade, mesmo que essa não seja a cura, mas o controle de sintomas ideal, visando ilusoriamente extinguir todo o sofrimento. Ora, isso não se cumpre, uma vez que, diante da morte iminente, evitar todo o sofrimento não é possível.

Todavia, é nesse momento que algo escapa, que aquilo que diz respeito à subjetividade traz à tona o impossível de se equivaler o produto à verdade, sempre não toda. A não adesão ao tratamento, a impossibilidade de dormir ou de se acalmar, mesmo com a administração de fortes psicotrópicos, a recusa de se alimentar, o desejo de morte, todos fenômenos que permeiam a clínica dos cuidados paliativos na oncologia e furam o saber médico, denunciando sua inconsistência. Ora, aqui se configura o discurso da histérica, cujo nome é tributário do lugar da histeria na invenção da psicanálise. Afinal, as histéricas, com seus enigmáticos sintomas ($), ao se dirigirem a Freud (S1), colocam-no em trabalho, fazendo com que seu mestre crie a psicanálise[20].

Dessa forma, o significante mestre (S1) está como aquele que detém a verdade da cifra, da divisão. Assim, como sujeito ($), o agente dirige-se ao Outro do discurso, ao mestre (S1), na esperança de que este saiba sobre o seu gozo. Aqui, o saber (S2) encontra-se abaixo da barra. A histérica não se coloca, portanto, no lugar de escravo, mas coloca seu mestre para trabalhar, apontando sua divisão.

Discurso da Histérica:

$$\frac{\$}{a} \xrightarrow{} \frac{S1}{//\ S2} \qquad \frac{sintoma}{causa\ de\ desejo} \xrightarrow{} \frac{mestre}{saber}$$

≡ Lais, diagnosticada com câncer de vulva, já havia passado por intervenção cirúrgica extremamente invasiva (vulvectomia) e sessão de radioterapia local, que lhe renderam lesões bastante dolorosas. Iria iniciar tratamento quimioterápico, que poderia aumentar sua expectativa de vida. Entretanto, ao ser informada sobre os efeitos colaterais do tratamento, recusa-se a iniciá-lo. Médica solicita avaliação psicológica, com o objetivo de que a paciente pudesse aderir ao tratamento. Cabe ressaltar que o motivo pelo qual a paciente recusa o tratamento relacionava-se à possibilidade de queda dos seus cabelos. Dessa forma, algo que diz respeito à subjetividade interroga o saber médico. Afinal, se a paciente já havia passado por procedimentos e tratamento mais agressivos, seu ponto de impossível – a perda do cabelo –, que a faz não querer aderir ao tratamento, parece não fazer sentido para a equipe médica.

Com isso, é nesse momento que o discurso universitário proporciona que o analista seja chamado. Afinal, esse discurso tende a colocar todos os saberes em pé de igualdade – mesmo que certa hierarquização seja esperada e mesmo que a psicanálise seja vista como uma terapêutica auxiliar[22]. Não importa! O que vale é a possibilidade de o psicanalista, por meio de seu trabalho, construir um lugar psíquico na equipe e, consequentemente, estabelecer, com esta transferência de saber, que, por sua vez, engendrará sua inserção. Assim, se a entrada de um psicanalista em uma equipe de saúde diz de um contrato, sua inserção, por outro lado, diz de um ato. Ato no sentido psicanalítico, como aquilo que estabelece um antes e um depois e que não se dá sem mal-estar, ou seja, sem a angústia de se deparar com o Real da castração[23].

Entretanto, para que isso seja possível, o analista não deve se deixar capturar pela lógica do discurso universitário, e, dessa forma, precisa estar avisado de que, neste discurso, o saber opera como agente, já que porta uma ordem do mestre que subjaz abaixo da barra.

Assim, enquanto no discurso do mestre quem se coloca em trabalho é o escravo, no discurso universitário é o estudante ou, no caso aqui em questão, o psicólogo que pode, seguindo um imperativo de saber a mais, é convocado a produzir, ou melhor, reproduzir exatamente aquilo que o mestre quer: algo que suture a divisão, na tentativa de fazer Um.

Discurso do universitário:

$$\frac{S2}{S1} \rightarrow \frac{a}{\$}$$

Mas o que se pode fazer diante da possibilidade de o analista ceder às engrenagens do discurso universitário, no afã de querer se fazer necessário a qualquer custo?

Ora, ao falar sobre a ética da psicanálise, Lacan[13] já nos alertava para uma produção de saber *ex-nihilo**, do nada, que inclui o furo inerente a todo saber. Transpondo esse importante apontamento relacionado à ética da psicanálise para termos discursivos, podemos dizer que o discurso do analista é o único que está avisado de que há uma impossibilidade de se equivaler o saber à verdade, e que o saber é meio de gozo.

≡ Diante da solicitação da médica, percebe-se que, por mais que aquilo que se espera do trabalho do analista seja da ordem do impossível, há uma suposição de saber. Trata-se, portanto, de sustentar o lugar de suposto saber, motor da transferência de trabalho, para que a escuta seja possível. Entretanto, é importante marcar que, naquele momento, antes de se pensar na adesão ao tratamento, o fundamental era saber o que a perda do cabelo representava para a paciente a ponto de fazer com que ela se recusasse a se tratar.

---

* Em seu *O seminário 7: sobre a ética da psicanálise*, ilustra esse tipo de criação, fazendo uso do ato do oleiro, que, ao criar o vaso, cria também o vazio.

Dessa forma, o analista, como objeto causa de desejo, pode se dirigir ao sujeito ou ao que é dito acerca do paciente, (\$) esperando que disso produza significantes mestres, que não se equivalem à verdade (S2), mas tem relação com ela.

Discurso do analista:

$$\frac{a}{S2} \rightarrow \frac{\$}{S1}$$

≡ *No primeiro de dois* atendimentos com a paciente, algo chama atenção. "Você é psicólogo ou psicanalista?" – pergunta Sophia, dizendo que ficou receosa em aceitar o atendimento psicológico, uma vez que já havia feito algumas tentativas frustradas. "Meu caso é muito difícil. Eu acabo tratando os psicólogos" – diz ela, denunciando, ao mesmo tempo, o que parecia ser uma posição fálica de exceção, mas também uma possível transferência com a psicanálise.

Com relação ao cabelo, sempre forte, volumoso e bonito, atribuía-lhe o sentido de ser aquilo que a localizava perante o olhar do Outro e que, por isso, tinha a sensação de que, se o perdesse, automaticamente, iria se perder também. Assim, a oposição[24] entre o valor fálico atribuído ao cabelo saudável, representante da vertente de agalma do objeto a, e sua dimensão de dejeto quando está no ralo, parece fazer-se presente neste caso. Além disso, fazer uso do Sq "psicanálise", que parecia mobilizar a transferência, soava como um bom cálculo clínico.

Deste modo, a metáfora sobre a escolha entre a bolsa e a vida[16] utilizada por Lacan ao falar das operações de causação do sujeito é o recurso utilizado para convocar a paciente a se questionar sobre a escolha que estava prestes a fazer. Se escolhesse o tratamento, perderia o cabelo, mas ganharia a possibilidade de viver. No entanto, caso escolhesse o cabelo, perderia a vida, e, de forma lógica, o cabelo. Assim, dizer sobre essa elaboração lacaniana é uma intervenção pela via do imaginário, mas que teve efeitos simbólicos por permitir certa dialetização da escolha que estava sendo feita. Cabe ressaltar que não havia uma escolha certa ou errada, mas era preciso que Sophia de alguma forma soubesse o que estava escolhendo.

A partir daí, Sophia passa a se questionar se o valor atribuído ao cabelo não poderia ser encontrado em outro lugar. No dia seguinte, a paciente aguardava o analista com uma carta escrita pela sobrinha em resposta à pergunta elaborada pela paciente em sessão. Para a sobrinha, aquilo que causava admiração pela tia não era o cabelo, mas sua força. O olhar do Outro então reposiciona o sujeito diante do enigma do desejo, desempenhando função fundamental para que a paciente pudesse fazer uma nova apropriação do corpo, apostando que haveria uma outra saída que não se alienar de forma mortífera na imagem, que se antecipara com a possibilidade de perda dos cabelos.

Assim, o deslizamento na cadeia significante cabelo-força como representante metafórico do desejo do Outro possibilita um novo enlace ao imaginário, e a perda do cabelo não mais é sentida como a perda de si, mas como signo de força.

A partir disso, podemos perceber que é o discurso do analista que possibilita o giro discursivo, giro esse que coloca o $ no lugar de outro do discurso. Apenas dessa forma os significantes mestres que regem a vida do sujeito e dizem de sua posição subjetiva e de seu modo de gozo podem ser incorporados à condução do tratamento paliativo na oncologia.

≡ Considerações finais

O psicanalista, encarnado na figura do psicólogo e que atua em uma unidade de internação oncológica, é frequentemente convocado a atender pacientes portadores de doenças oncológicas e onco-hematológicas, sem perspectiva de tratamento curativo. Neste momento, recorrentemente durante

as interconsultas, discute os casos atendidos com a equipe de Cuidados Paliativos. Tendo essa especialidade médica o objetivo de proporcionar o controle de sintomas debilitantes com vistas a promover uma maior qualidade de vida aos pacientes e, portanto, não tendo como fim de sua atuação a cura, poderíamos pressupor que a práxis da psicanálise neste contexto se daria sem resistências. Afinal, tanto os cuidados paliativos como a psicanálise lidam com a representação maior da castração, a morte.

Todavia, sendo os cuidados paliativos uma especialidade médica, esta encontra-se regida pela ética aristotélica, a ética do Bem supremo, subvertida por Lacan[13], quando o autor propõe que a ética da psicanálise é a ética da verdade do sujeito. Ou seja, a ética da psicanálise não é regida pela lógica do supereu, por meio do estabelecimento de um ideal de conduta. Além disso, como o próprio autor enfatiza, toda ética é relativa a um discurso e, com isso, a ética médica, inclusive aquela que norteia a ação do paliativista, é pautada pelo discurso do mestre[14].

Desse modo, sendo os discursos propostos por Lacan modalidades de laço social, que articulam saber e gozo, dando ao último um tratamento específico, o discurso do mestre espera que da relação estabelecida entre o significante mestre S1, no lugar de agente do discurso, e o saber S2, no lugar de Outro, tenha como produto algo que oblitere a divisão $, que se encontra no lugar de verdade. Assim, aquilo que é produzido tem o peso de um ideal, um ideal de tratamento, mesmo nos cuidados paliativos.

Entretanto, como nos indica Lacan[14], não é possível se equivaler o produto à verdade, já que essa é sempre não toda. É nesse momento que o analista pode se render ao discurso do mestre, fazendo tudo, menos uma psicanálise, ou promover um giro discursivo, de modo que o furo no saber médico promovido por aquilo que diz da subjetividade e do singular do caso a caso possa não só ser escutado, mas elevado à categoria de um saber que pode dar uma nova tonalidade à condução do tratamento.

≡ Referências

1. Gomes ALZ, Othero MB, Gomes ALZ, Othero MB. Cuidados paliativos. Estud Avançados [Internet]. 2016;30(88):155-66. Available from: http://www.scielo.br/scielo.php?script=sci_arttext&pid=S0103-40142016000300155&lng=pt&tlng=pt.

2. Guerra MR, Gallo CV de, Mendonça GAES. Risco de câncer no Brasil: tendências e estudos epidemiológicos mais recentes. Rev. Bras Cancerol. 2005;51(3):227-34.

3. Tavares de Carvalho R, Afonseca Parsons H, organizadores. Manual de cuidados paliativos ANCP ampliado e atualizado. Acad Nac Cuid Paliativos. 2012;1-592.

4. LeBlanc TW, Abernethy AP, Casarett DJ. What is different about patients with hematologic malignancies? A retrospective cohort study of cancer patients referred to a hospice research network. In: Journal of Pain and Symptom Management. 2015;505-12.

5. Freud S. Cinco lições de psicanálise, Leonardo da Vinci e outros trabalhos (1910[1909]). Leonardo. 1910. v. XI.

6. Lacan J. O lugar da psicanálise na medicina. Opção Lacaniana Rev. Bras Int psicanálise. 2001;(32).

7. Kupfer MCM, Voltolini R. Uso de indicadores em pesquisas de orienta{ç}{ã}o psicanal{í}tica: um debate conceitual The use of indicators in the psychoanalytic oriented research: a conceptual discussion. Psicol Teor e Pesqui [Internet]. 2005;21:359-64. Available from: http://www.scielo.br/scielo.php?script=sci%7B_%7Darttext%7B&%7Dpid=S0102-37722005000300013%7B&%7Dlang=pt.

8. Lacan J. O Seminário, livro 1 – Os escritos técnicos de Freud (1953-1954). O seminário, livro 1, Os escritos técnicos de Freud. 2009.

9. Kehl MR. Sobre ética e psicanálise. São Paulo: Companhia das letras; 2002.

10. Elkind D. O Seminário, livro 23: o sinthoma. Psyccritiques. 1970. v. 15.

11. Clavreul JA. A ordem médica – poder e impotência do discurso médico. São Paulo: Brasiliense; 1980.

12. Lacan J. Televisão. Rio de Janeiro: Jorge Zahar; 1993.

13. Lacan J. O seminário, livro 7: a ética da psicanálise. Rio de Janeiro: Jorge Zahar; 2008.

14. Lacan J. O seminário, livro 17: O avesso da psicanálise. Rio de Janeiro: Jorge Zahar; 1992.

15. Freud S. O Caso Schreber artigos sobre técnica e Outros Trabalhos. In: Edição standard das obras psicológicas completas de Sigmund Freud. 1996. p. 92-190.

16. Lacan J. O seminário, livro 11:os quatro conceitos fundamentais de psicanálise. Rio de Janeiro: Jorge Zahar; 2008.

17. Lacan J. O seminário, livro 10: a angústia. Rio de Janeiro: Jorge Zahar; 2005.

18. Freud S. Moisés e o monoteísmo, Esboço de psicanálise e outros trabalhos. In: Obras completas de Freud. 1939.

19. Rinaldi D, Jorge MAC. Discurso e liame social: apontamentos sobre a teoria dos quatro discursos. In: Saber, verdade e gozo: leituras de O seminário, livro 17 de Jacques Lacan. Rio de Janeiro: Rios Ambiciosos; 2002.

20. Maurano D. Um estranho no ninho ou a psicanálise na universidade. In: Lacan e a formação do psicanalista. Rio de Janeiro: Contracapa; 2006.

21. Rinaldi D. O desejo do psicanalista no campo da saúde mental: problemas e impasses da inserção da psicanálise em um hospital universitário. In: Saber, Verdade e Gozo: Leituras de O seminário, livro 17 de Jaques Lacan. Rio de Janeiro: Rios Ambiciosos; 2002.

22. Alberti S. Psicanálise: a última flor da medicina. In: Clínica e pesquisa em psicanálise. Rio de Janeiro: Rios Ambiciosos; 2000.

23. Moretto MLT. O psicanalista num programa de transplante de fígado: a experiência do "outro em si." Universidade de São Paulo; 2006.

24. Brousse MH. Objetos soletrados no corpo. Latusa Digit. 2007;31(4).

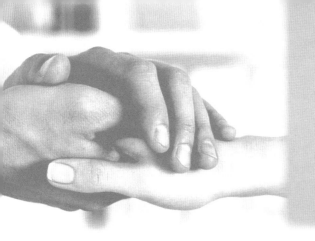

Capítulo 8

Juliana Gibello
Marcus Vinícius Rezende Fagundes Netto
Maria Júlia Kovács

Terminalidade e luto

☰ Retratos da morte no século XXI

Nos nossos dias, observa-se uma expropriação da morte, que parece não mais pertencer à pessoa, configurando-se como um evento natural da vida. Médicos que são responsáveis pelo atestado da morte creem que devem determinar o momento final; todavia, não cabe ao médico ou a nenhum outro membro da equipe de saúde determinar o momento da morte, e, sim, constatá-lo. Não aceitar a morte como decorrência do avanço da idade ou de um processo de adoecimento, tentando evitá-la a todo custo, pode engendrar formas de morte indignas, prolongadas, por meio de tratamentos fúteis e com grande sofrimento[1]. Com isso, nos leitos dos hospitais, principalmente nas Unidades de Terapia Intensiva (UTI), encontram-se pacientes entubados, com doenças irreversíveis e sem possibilidade de cura. São exemplos dessa situação pacientes com doença oncológica em estágio avançado, vivenciando seu processo de fim de vida sem dignidade[2].

Nesse contexto, a interdição da morte impede a expressão de sentimentos com relação à morte, como se eles fossem sinais de fraqueza. Essa atitude diante da finitude encontra seu reflexo nos hospitais, onde nem sempre há tolerância para manifestações emocionais ou espaço para a elaboração de luto[3]. Além disso, a interdição da morte também leva a prejuízos na comunicação do paciente com familiares e equipe de saúde. Na oncologia, por exemplo, não é infrequente pacientes que não são informados sobre a gravidade de sua doença, ou até mesmo sobre a proximidade de sua morte. Isso, por sua vez, impossibilita que sua autonomia seja exercida, de modo a priorizar suas escolhas naquilo que concerne ao seu tratamento ou a sua vida.

Como uma tentativa de fazer um contraponto a essa maneira de exercer o cuidado, em meados do século XX, os trabalhos de Elisabeth Kübler-Ross e Cicely Saunders causaram uma revolução[3]. Essas autoras propuseram um cuidado integrado, não priorizando apenas o cuidado físico por meio do controle de sintomas incapacitantes, mas também valorizando o sofrimento que pode estar presente nas esferas psicossocial e espiritual. Atrelado a isso, compreendem o paciente e a família como uma unidade de cuidados. A essa forma de tratamento dá-se o nome de Cuidados Paliativos.

☰ Cuidados paliativos e cuidados de fim de vida

Cuidado Paliativo é considerado uma abordagem que tem como objetivo promover a qualidade de vida de pacientes e seus familiares que enfrentam doenças que ameacem a continuidade da vida, por meio da prevenção e alívio do sofrimento. Este cuidado requer a identificação precoce, avaliação e tratamento da dor e outras demandas de natureza física, emocional, social e espiritual[4].

Esta proposta de cuidados está pautada em princípios, e não apenas em protocolos. Sua indicação deve acontecer de maneira precoce, ou seja, desde o diagnóstico de uma doença, possibilitando que a equipe de saúde realize identificação e possíveis intervenções concomitantes ao tratamento curativo. Nesse sentido, todo investimento dos profissionais se baseia na possibilidade ou não de tratamento modificador da doença, afastando, dessa maneira, a ideia de "não ter mais nada a fazer". Além disso, não se fala mais em terminalidade, mas em uma doença que ameaça a continuidade da vida[5].

Vale destacar que Cuidados Paliativos não equivalem a cuidados de fim de vida, como erroneamente ainda muitos, incluindo profissionais de saúde, interpretam. Assim, o cuidado de fim de vida é definido como aquele destinado aos momentos finais do adoecimento, sendo, com isso, também parte do processo.

Vale ressaltar que, para que esse cuidado aconteça, é necessária uma equipe interdisciplinar (médicos, enfermeiros, fisioterapeutas, psicólogos, terapeutas ocupacionais, capelães, assistentes sociais, entre outros) alinhada e dedicada aos cuidados não apenas do paciente, mas também de seus familiares de maneira singular. As ações ao paciente incluem medidas terapêuticas para identificação e controle de sintomas físicos, emocionais e apoio social e espiritual desde o diagnóstico até seu óbito. Para familiares, as intervenções estão voltadas ao apoio emocional, social e espiritual, também desde o diagnóstico, e se estenderão até o luto pós-morte[6].

Nesse sentido, a paliação ganha importância na medida em que o tratamento modificador de doença vai perdendo sua efetividade. Na fase final da vida, os cuidados paliativos são imperiosos e continuarão no período de luto dos familiares, de maneira totalmente individualizada e de acordo com demandas específicas.

Entretanto, quando falamos em luto, não podemos estabelecer uma equivalência entre ele e o fim da vida. Um processo de adoecimento gera muitas perdas para o paciente e sua família, não apenas a perda de si ou de um ente querido. A perda do corpo sadio, a perda do trabalho, a perda do papel social, a perda de um lugar simbólico na família e até mesmo a perda de um olhar são apenas alguns exemplos de perdas vivenciadas pelo paciente oncológico e que, por sua vez, desencadeiam um processo de luto. Ou seja, se antes havia um *quantum* de libido investido em um objeto, esse se volta para o Eu, iniciando o trabalho de luto, que só será finalizado quando a libido investida no Eu pode voltar-se para um novo objeto. Evidentemente, o trabalho de simbolizar a perda e estabelecer novos caminhos para o desejo leva tempo, e não é sem pesar e sofrimento. Dessa forma, o luto é um processo normal e esperado diante da perda de um objeto de investimento[7].

Todavia, como o propósito deste capítulo é discorrer sobre a relação entre luto e terminalidade, nos ocuparemos agora sobre aquilo que chamamos de luto antecipatório.

≡ Luto antecipatório

O luto antecipatório foi mencionado por Lindemann, que observou o fenômeno em 1944, no período da Segunda Guerra Mundial, em esposas de soldados que estavam no campo de batalha. Embora a morte ainda não tivesse ocorrido, elas antecipavam a sua possível morte, como forma de preparo, caso se tornassem viúvas. Assim, o processo de luto antecipatório pode ser entendido como um processo de prevenção de dificuldades, que podem ocorrer no luto pós-morte[8].

No contexto hospitalar, o luto antecipatório é uma forma de se preparar para a morte anunciada, tornando-se presente em situações de doenças que ameaçam a vida. Pacientes e familiares que passam por períodos longos de internação sentem diversas perdas desde o diagnóstico até a morte propriamente dita, trazendo dor e sofrimento diante da iminência da morte, configurando o processo de luto antecipatório, que apresenta as mesmas características das primeiras fases do luto pós-morte, como choque, torpor, aturdimento, anseio, protesto e desespero[9].

As funções desse tipo de luto envolvem: elaborar perdas causadas pela doença, buscar a adaptação e reorganização psicossocial a cada etapa do processo, lidar com os conflitos e facilitar a morte digna. Dessa forma, é importante cuidar da antecipação da morte, do estresse emocional, estimular a proteção intrapsíquica e interpessoal[10-11].

A necessidade da elaboração do luto antecipatório é essencial para o paciente e família. O luto nessas circunstâncias precisa ser validado por profissionais da saúde: médicos, psicólogos, enfermeiros, fisioterapeutas, nutricionistas, assistentes sociais, entre outros. A família precisa ser escutada, principalmente com o agravamento da doença, o sofrimento psíquico relacionado ao processo de adoecimento pode afetar profundamente o sistema familiar. Afinal, é preciso considerar que a família é um organismo, em equilíbrio próprio. Com o adoecimento esse equilíbrio é rompido e seus membros podem entrar em conflito, principalmente quando os sintomas se tornam mais complexos. Cada membro da família tem suas singularidades e formas de enfrentar o sofrimento, que precisam ser respeitadas entre si, o que nem sempre é fácil[12-13].

Com isso, quando há uma participação ativa dos familiares no processo da doença e na elaboração do processo pode ocorrer alívio após a morte do paciente. É importante esclarecer que o alívio se refere ao fim do sofrimento e não a ausência de sentimentos frente à perda da pessoa querida, como tristeza e saudade. O luto antecipatório envolve uma multiplicidade de situações envolvendo a perda iminente, mas não o rompimento do vínculo com o paciente que passa por reformulação a partir da perspectiva de sua morte[14].

Além disso, um especial cuidado deve ser oferecido ao cuidador principal, que, muitas vezes, abdica da sua vida para cuidar do paciente, com pouco ou nenhum tempo para si, correndo sérios riscos de adoecimento. A morte deixa um vazio, pois a energia utilizada para os cuidados agora não tem destinação[15].

É importante ressaltar ainda que algumas enfermidades, como as oncológicas, têm trajetória longa e, no seu avanço, sintomas que causam sofrimento ao paciente e família fazem-se presentes. Com o agravamento dos sintomas, os cuidados paliativos oferecem alívio, controle de sintomas e qualidade de vida com dignidade. Por isso, é importante oferecer esclarecimento e acolhimento a familiares sobre o que está acontecendo, para que possam ter a confirmação de que estão fazendo o melhor possível para o paciente, colaborando para a elaboração do luto posterior.

Evidentemente, existe ambivalência no processo de luto antecipatório, que se manifesta pelo desejo de que a pessoa continue viva, ao mesmo tempo que se busca a possibilidade de que o paciente possa morrer em paz para abreviar o sofrimento. Tanto o paciente quanto os familiares podem oscilar entre essas duas polaridades. Quando o luto antecipatório não é reconhecido, pode surgir o conflito entre expressar ou não os sentimentos diante do paciente, principalmente aqueles que são mais dificilmente aceitos, como a irritação, raiva ou solidão. Desejar a morte para encerrar o sofrimento ou imaginar a vida sem o familiar pode gerar culpa, como se estivesse "matando" o paciente. É preciso legitimar e reconhecer esse processo, como vínhamos dizendo, ressaltando que considerar a vida sem a presença do paciente não significa o término do relacionamento.

Entretanto, devemos considerar que há fatores facilitadores e de complicação na elaboração do luto antecipatório. Os fatores facilitadores incluem: estrutura familiar flexível que permita reorganização dos papéis exercidos, boa comunicação entre seus membros e com a equipe de cuidados, conhecimento das fases da doença, ter esclarecimento e uma boa rede de apoio na família e na comunidade. Entre os fatores complicadores, observamos: famílias disfuncionais, dificuldades de comunicação, rigidez, pouca tolerância; falta de rede de apoio familiar e de amigos, problemas econômicos e sociais e falta de assistência adequada[16].

Além disso, um especial cuidado deve ser oferecido ao cuidador principal, que, muitas vezes, abdica da sua vida para cuidar do paciente, com pouco ou nenhum tempo para si, correndo sérios riscos de adoecimento. A morte deixa um vazio, pois a energia utilizada para os cuidados agora não tem destinação[15].

Finalmente, profissionais de saúde também precisam de cuidados especiais quando perdem pacientes que cuidaram por muito tempo ou com quem estabeleceram vínculo. Por ser uma perda que envolve o estabelecimento de um vínculo, um processo de luto se instala, gerando dor e sofrimento, mas que muitas vezes não é reconhecido. Essa conjugação de fatores poderá levar à exaustão emocional, e, nos casos mais graves, à Síndrome de *Burnout*, síndrome laboral que leva ao abandono do trabalho*.

---

* Para mais informações sobre o tema, o leitor pode consultar o capítulo intitulado *A dor do profissional.*

Como percebemos, atentar-se para o luto antecipatório, seja do próprio paciente, de seus familiares ou dos membros da equipe de saúde é de grande importância quando pensamos no cuidado prestado ao paciente oncológico. Todavia, uma pergunta se faz necessária: o que acontece após a morte do paciente? Os familiares retornam para suas casas e a equipe de saúde passa a se dedicar a um novo caso? Não seria necessária uma proposta de cuidado pós-morte do paciente, levando-se em conta que todos aqueles envolvidos em seu cuidado podem estar em processo de luto? É sobre isso que discorreremos a seguir.

≡ Luto pós-morte: proposta de cuidados

As equipes que baseiam seu trabalho na proposta dos Cuidados Paliativos têm a possibilidade de continuar suas intervenções no acompanhamento do processo de luto de familiares sempre que possível e necessário. O tempo de duração do cuidado pós-óbito oferecido por estes serviços é variável e está intimamente relacionado com a disponibilidade da equipe, associado com a demanda de cada familiar enlutado.

A intervenção da equipe responsável pelos cuidados pós-morte com a família poderá ser inicialmente por meio do envio de uma carta de condolências, e após alguns dias, um contato telefônico como forma de saber como estão enfrentando e elaborando a perda e oferecer a possibilidade de escuta, convidando-os a um atendimento (suporte psíquico) no hospital[5].

Após a identificação de demandas específicas dos familiares enlutados, eles poderão ser encaminhados para serviços especializados quando não for possível o acompanhamento, a longo prazo, pelo serviço de Paliativos referenciado.

Os familiares, após a perda de um ente querido, vivenciarão um processo de elaboração de luto, no qual eles passarão pela construção de um significado para essa perda, podendo surgir alguns sintomas como: desânimo profundo e penoso, cessação de interesse pelo mundo externo, perda da capacidade de amar e inibição de atividades. Esse processo é considerado normal e será superado após um determinado tempo, que é extremamente individual.

Alguns enlutados poderão vivenciar o que é definido como luto complicado, que pode afetar a capacidade funcional do indivíduo e desencadear reações excessivamente intensas e prolongadas, sendo necessário, em muitos casos, um diagnóstico diferencial para quadros depressivos. Nesse sentido, as equipes de Cuidados Paliativos precisam ficar atentas aos familiares e identificar possíveis sintomas indicadores de luto complicado para que eles possam ser avaliados e acompanhados por profissionais especializados.

Além do cuidado com familiares enlutados, faz-se necessário oferecer intervenções e cuidado aos profissionais de saúde que lidam intensamente com morte. Afinal, na rotina hospitalar, eles têm pouco ou nenhum espaço para se expressar diante das perdas que são vivenciadas constantemente e, com isso, poderem também validar e elaborar seu luto.

O luto faz com que profissionais de saúde se defrontem com os mais variados sentimentos, que, muitas vezes, são vivenciados de forma ambivalente. São eles:

- Ênfase dada ao cuidado, levando em conta os aspectos subjetivos *versus* tratamento estritamente técnico-científico.
- Atitude maternal de cuidados *versus* atitude técnico-profissional.
- Defesa da morte em casa *versus* morte no hospital.
- Necessidade de autocontrole *versus* expressão livre dos sentimentos.

Todo esse sentimento ambivalente vivenciado diariamente pelos profissionais de saúde com relação ao cuidado e aos seus efeitos tem como consequência angústia e insegurança diante da possibilidade de escolher entre priorizar a qualidade de vida por meio do controle adequado de sintomas ou tentar, em vão, evitar a morte anunciada a qualquer preço, mesmo que para isso sejam utilizados tratamentos intensivos e fúteis[17].

Nesse sentido, entre os profissionais da saúde observa-se o grande número de pessoas adoecidas em função da excessiva carga de sofrimento sem possibilidade de elaboração. Afinal, ao lidar com as perdas constantes no ambiente hospitalar, o profissional de saúde tende a não reconhecer seus limites. Assim, não procura ajuda para lidar com suas próprias perdas, tanto reais como simbólicas, tendo, assim, uma grande possibilidade de adoecer, tanto física quanto psiquicamente[18].

O luto antecipatório e o luto pós-morte são fenômenos que fazem parte do cotidiano de quem se dedica ao cuidado do paciente oncológico e devem ser considerados inerentes ao tratamento. Todavia, há outros fatores que perpassam a clínica desses pacientes, que não só têm efeitos no processo de luto, mas também na condução dos tratamentos.

≡ Morte, luto e instituição

Há um conflito inerente a nossa condição de humano. Afinal, apesar de sabermos racionalmente acerca de nossa finitude, não há em nosso psiquismo a representação da morte. Isso significa, portanto, que a morte, bem como a dificuldade de se ver com ela, está para todos, e não apenas para os pacientes e seus familiares. Ou seja, todos aqueles envolvidos no cuidado do paciente e que dão corpo ao Outro institucional também padecem desse conflito, que se manifesta de diversas formas e pode influenciar no processo de elaboração de luto.

A seguir, descrevemos algumas situações clínicas envolvendo paciente e família que nos servem de exemplos:

- ■ **Representação simbólica da instituição**

O Centro de Oncologia e Hematologia do Hospital Israelita Albert Einstein é referência internacional no tratamento de câncer, já que, além dos profissionais de diversas áreas que atuam na assistência ao paciente, possui também recursos tecnológicos e financeiros significativos. Esses, por sua vez, possibilitam o acesso a tratamentos de última geração, que geralmente não são encontrados em outros contextos, e que, sem sombra de dúvidas, se não desempenham um papel fundamental na cura do paciente, podem ao menos contribuir para uma maior sobrevida e melhor qualidade de vida.

Por isso, esperar do hospital uma garantia ilusória de cura não é incomum, seja por parte dos pacientes e familiares, seja por parte da própria equipe.

> ≡ "Imagina! Aqui não se morre!" – diz um médico a um familiar que se questiona sobre a gravidade do quadro do paciente.
>
> "Eu estou bem. Não preciso de psicólogo. Eu paguei muito caro para estar aqui. Nem plano de saúde tenho. Então esses médicos que deem um jeito" – paciente recusando o atendimento psicológico, após ter sido informado pela equipe médica sobre a impossibilidade de cura de sua doença.

Aliás, são em casos como esses que o tratamento fútil, que traz mais sofrimento do que benefícios para o paciente, entra em cena.

Entretanto, a utilização de tais recursos, sejam esses humanos ou técnico-científicos, não se coloca como anteparo definitivo quando a morte se impõe. Com isso, o sentimento de impotência que muitas vezes é mascarado pela falta de recursos em outros serviços é desvelado quando, mesmo na presença desses, a morte não se configura mais apenas como uma possibilidade, mas como uma certeza inadiável.

> ≡ "Não entendo! Fizemos de tudo. Era para a doença ter respondido aos tratamentos de alguma forma. Devemos ter comido bola em algum momento" – diz uma residente médica perplexa diante da morte de uma paciente.

As vinhetas clínicas citadas denotam o quanto o imaginário relacionado à instituição pode perpassar as condutas ou as demandas dos pacientes. Nesse sentido, a elaboração de luto, seja ele antecipatório ou não, pode ficar comprometida, uma vez que há uma equivalência entre *impossibilidade* e *insuficiência*. Ou seja, diante do impossível de se evitar a morte, a insuficiência se impõe como resposta que tenta camuflar o Real.

- ■ **Posição da família diante do processo de terminalidade**

É inegável o quanto a presença de familiares pode desempenhar um papel importante no tratamento do paciente oncológico. Todavia, diante da angústia da família que se vê frente a frente com a possibilidade de perda de seu ente querido, muitas vezes a equipe, ao se identificar com esse sofrimento, tende a querer tratar do sofrimento da família em detrimento do paciente. Assim, a dificuldade de acolher o sofrimento da família pela perda iminente do paciente muitas vezes resulta em expô-lo a um sofrimento desnecessário e, ao mesmo tempo, cria uma expectativa ilusória na família com relação ao quadro clínico do paciente.

> ≡ "A família está sofrendo muito! Eles são 10! Vamos continuar a colher exames, mesmo não precisando. Isso acalma a família e parece que estamos fazendo alguma coisa" – médico justificando o pedido desnecessário de exames para a enfermeira.

■ Cerco do silêncio

Um fenômeno clínico recorrente na clínica com pacientes oncológicos em cuidados paliativos, ou seja, que se encontram fora de uma perspectiva curativa de tratamento, é o chamado cerco do silêncio, um acordo firmado consciente ou inconscientemente entre a equipe, os familiares e/ou paciente com o objetivo evitar o sofrimento, omitindo dados diagnósticos e/ou prognósticos do paciente. Dessa forma, o cerco do silêncio não deixa de ser uma maneira de os envolvidos preservarem aqueles que lhes são caros. Todavia, na tentativa de evitar o sofrimento, muitas vezes o que se observa é a configuração de um sofrimento emocional e psíquico ainda maior[19].

> ≡ Lara foi diagnosticada com câncer de ovário e, no momento do diagnóstico, além dos esquemas de quimioterapia disponíveis, o tratamento imunoterápico era uma possibilidade. Dedicou-se com afinco ao tratamento, dizendo que queria ver a filha de três anos crescer. Um ano depois, a doença de Lara havia progredido de forma significativa, deixando-a sem a possibilidade de se submeter a nenhum tipo de tratamento curativo, que, naquele momento, iria lhe trazer mais sofrimento do que benefícios. Isso foi comunicado à família, que então solicita que tratamento imunoterápico seja feito com vistas a não "tirar as esperanças" da paciente, independentemente do custo que tivesse. Sem saber da impossibilidade de o seu corpo absorver os comprimidos, já que estava com um quadro de suboclusão refratária às diversas intervenções feitas, a paciente passa a vomitar ao tentar engolir a medicação, Após três dias do início do tratamento, a paciente falece, dizendo se sentir culpada por não estar conseguindo se tratar pela filha.

Na vinheta acima, observa-se que, na tentativa de preservar a paciente do sofrimento inevitável decorrente da comunicação sobre a limitação terapêutica e sobre o prognóstico, a equipe opta por omitir informações importantes que poderiam possibilitar que a paciente pudesse, mesmo em sofrimento, fazer escolhas e estabelecer prioridades, inclusive naquilo que dizia respeito a sua relação com a filha, e elaborar perdas.

≡ **Considerações finais**

O lugar dado à morte em nosso movimento simbólico atual e em nossa instituição repercute no cuidado do paciente oncológico de maneira geral e tem efeitos nos processos de elaboração de luto, seja do paciente, de seus familiares e dos próprios membros da equipe. Entretanto, aqui o leitor pode estar se perguntando sobre a atuação do psicólogo nesse contexto.

Ora, versar sobre a escuta e intervenção do psicólogo, naquilo que diz respeito à terminalidade e ao luto, não é o objetivo deste capítulo. Todavia, isso não nos impede de ressaltar a importância do psicólogo como aquele que pode ofertar um espaço de escuta, possibilitando a elaboração de perdas – seja nos atendimentos com pacientes e familiares, seja por meio de grupos de suporte com membros da equipe.

Além disso, durante as discussões de caso clínico, o psicólogo pode dialetizar o lugar geralmente dado à morte no contexto hospitalar e em específico na clínica com pacientes oncológicos. Ou seja, promover um questionamento de equivalências como tratar e curar, morte e fracasso pode ter efeitos importantes na condução dos tratamentos. Finalmente, é por meio de sua escuta dos casos que o psicólogo poderá, junto à equipe, elevar a subjetividade à condição de um elemento da clínica que, assim como o diagnóstico, o tratamento e o prognóstico, pode determinar a maneira como um caso será conduzido.

≡ Referências

1. Pessini L. Humanização da dor e do sofrimento humano na área de saúde. In: Humanização e cuidados paliativos. São Paulo: São Camilo; p. 11-30.

2. Kovács MJ. A caminho da morte com dignidade no século XXI. Rev. Bioét. 2014;22(1):94-104.

3. Ariès P. A morte no ocidente. Rio de Janeiro: Zahar; 1977.

4. OMS. OMS | Cuidados paliativos [Internet]. Who. 2014. p. 4. Available from: http://www.who.int/mediacentre/factsheets/fs402/es/%5Cnhttp://www.who.int/cancer/palliative/es/.

5. Tavares CR, Afonseca PH, organizadores. Manual de cuidados paliativos ANCP ampliado e atualizado. Acad. Nac. Cuid. Paliativos. 2012;1-592.

6. Fagundes Netto MVR, Gibello J. Cuidados paliativos e a atuação do psicólogo hospitalar. In: Kernkraut AM, Silva ALM da, Gibello J, editors. O psicólogo no hospital: da prática assistencial à gestão de serviço. 1st ed. São Paulo: Blucher; 2017. p. 496.

7. Freud S. Luto e melancolia. Metapsicologia. 1992;(32):128-42.

8. Franco MH. Por que estudar luto na atualidade? In: Franco MHP, editor. Formação e rompimento de vínculos. São Paulo: Summus; 2010.

9. Fonseca JP. Luto Antecipatório. Campinas: Livro Pleno; 2004.

10. Coelho A, Barbosa A. Family Anticipatory Grief: An Integrative Literature Review. v. 34, American Journal of Hospice and Palliative Medicine. 2017. p. 774-85.

11. Rando TA. The six dimensions of antecipatory mourning. In: Rando TA, editor. Clinical Dimensions of Anticipatory Mourning: Theory and Practice in Working with the Dying, Their Loved Ones, and Their Caregivers. Champaign: Research Press; 2000.

12. Walsh, F, McGoldrick M. Morte na família: sobrevivendo as perdas. Porto Alegre: Artmed; 1998.

13. Flach K, Lobo B de OM, Potter JR, Lima NS. O luto antecipatório na unidade de terapia intensiva pediátrica: relato de experiência. Rev. da Soc. Bras. Psicol. Hosp. 2012;15(1):83-100.

14. Field NP, Gao B, Paderna L. Continuing bonds in bereavement: An attachment theory based perspective. Death Studies. 2005;(29):277-99.

15. Kovács MJ. Perdas e o processo de luto. In: Santos FS, editor. A arte do morrer: visões plurais. São Paulo: Comenius; 2007.

16. Cremesp. Cuidado paliativo. Medicina. 2008. 1-690p.

17. Kubler-Ross E. Sobre a morte e o morrer. São Paulo: Martins Fontes; 1996. 51-125p.

18. Kovács MJ. Educação para a morte: temas e reflexões. São Paulo: Casa do Psicólogo; 2003. 224p.

19. Rodriguez MIF. Despedida silenciada: equipe médica, família, paciente: cúmplices da conspiração do silêncio TT – Silenced farewell: medical staff, family, patient: accomplices in the conspiracy of silence. Psicol rev. 2014;23(2):261-72.

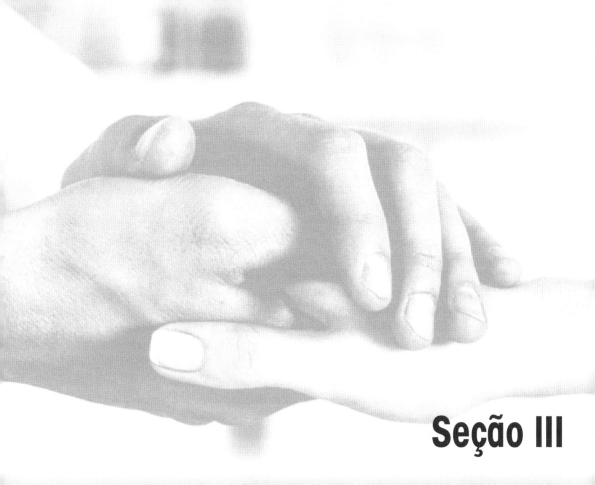

Seção III

Atuação com a Equipe Multiprofissional da Oncologia

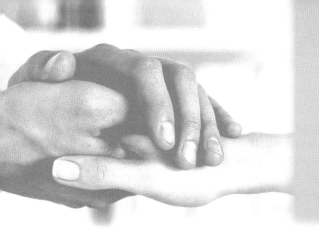

Capítulo 9

Alyne Lopes Braghetto Batista
Marcus Vinícius Rezende Fagundes Netto
Maria Lívia Tourinho Moretto

A construção de caso clínico com a equipe multidisciplinar

≡ Introdução

A clínica com pacientes oncológicos coloca frequentemente a equipe de saúde frente a frente com situações-limite, nas quais a subjetividade se faz presente de forma radical, interrogando o saber médico e trazendo dificuldades e questionamentos com relação à condução do tratamento. Crises de angústia diante de um diagnóstico recente, agressividade, recusa alimentar e de fala, episódios de mania e de apatia e até a não aderência ao tratamento são apenas algumas formas de manifestação da subjetividade nesse contexto.

Dessa forma, o hospital é um terreno fértil para o trabalho do psicanalista, que não se dá apenas à beira-leito, mas também auxiliando a equipe a dar lugar e consequências à subjetividade na condução dos tratamentos. Tendo isso em vista, apostamos que a construção do caso clínico pode nos auxiliar na atuação junto à equipe, configurando-se como uma via de sensibilização desta para o inconsciente enquanto saber.

A rigor, a construção do caso clínico é uma metodologia de trabalho e transmissão da psicanálise, proposta inicialmente por Carlo Viganò[1], que é amplamente utilizada nos dispositivos substitutivos de saúde mental. Todavia, a proposta deste capítulo é de descrever a experiência desse método de trabalho no hospital geral e, mais especificamente, na oncologia. Com isso, nesse momento, a seguinte questão se impõe: o que possibilita e justifica a construção do caso clínico na oncologia?

Antes de respondermos a essa pergunta, julgamos ser necessário primeiramente discutir acerca das possibilidades e limites naquilo que toca a relação entre psicanálise e medicina.

≡ Psicanálise e medicina

No começo da psicanálise, assim como na medicina, há corpo. É com isso que Sigmund Freud[2], ainda neurologista, se deparava. Paralisia de membros, cegueira, surdez, mutismo, afecções gastrointestinais e convulsões eram sintomas que permeavam a clínica da histeria e que tinham algo em comum: o corpo.

Dessa forma, foi necessário que Freud estivesse atento ao corpo para escutar o que ele denunciava: a anatomia não é apenas aquela observada no estudo do cadáver, e a fisiologia extrapola o funcionamento do corpo descrito na literatura médica. Além disso, o autor não deixa de considerar, a despeito de sua teoria sobre a fantasia, que é no corpo que o trauma incide de maneira mais desvelada. Afinal, o representante maior da castração – a morte, o retorno ao inorgânico – faz-se perceber no corpo. Assim, a cura pela fala é efeito da observação e da escuta daquilo que o corpo representava e ressoava[3].

Essa elaboração de Freud ecoa na clínica com pacientes oncológicos, na qual se observa que uma grande fonte de sofrimento psíquico é o corpo, marcado pela doença e pelo próprio tratamento. Enfraquecido, emagrecido, e muitas vezes mutilado, o corpo dá notícias daquilo que nos defendemos por meio de uma ilusão de eternidade. Entretanto, as descobertas de Freud nos mostram o quanto o corpo também é erógeno e, portanto, uma via de satisfação, o que não significa, necessariamente, uma fonte de prazer. Ou seja, em *Além do princípio do prazer*, Freud[4] nos mostra o quanto o ser humano tende a se colocar repetidamente em situações que lhe geram sofrimento, dando a isso o nome de compulsão à repetição, cujo motor é silencioso: a pulsão de morte. Assim, há no sofrimento dor, mas, ao mesmo tempo, um *quantum* de satisfação que engendra a repetição. Jacques Lacan[5], em seu retorno a Freud, dará a isso o nome de gozo. Dessa forma, naquilo que concerne ao corpo, sexualidade e morte se aproximam.

Assim, se, na saúde mental, a loucura, a toxicomania e as situações de fragilidade econômica e social colocam os técnicos perante a castração e, com isso, a construção do caso clínico enquanto uma metodologia de trabalho possibilita circunscrever algo do Real e estabelecer uma conduta única baseada na lógica intrínseca de cada caso, a clínica com pacientes oncológicos também faz com que a equipe se depare com aquilo que escapa aos protocolos de tratamento, as informações comunicadas e, muitas vezes, ao desejo de cura. Dessa forma, apostamos que

esse método também se configura como uma possibilidade de intervenção e transmissão da psicanálise no hospital geral.

Assim, na clínica com pacientes oncológicos, não raro nos deparamos com aqueles pacientes que, por exemplo, não aderem ao tratamento, não tomam as medicações, não compareçem às consultas, mas pedem a cura a todo tempo à equipe médica. Com isso, por mais que haja um investimento na vida ao se endereçarem a uma equipe médica, há também um movimento de permanecer na doença, colocando a vida em risco. Aliás, é muitas vezes nesse momento que ao psicanalista, encarnado na figura do psicólogo, é dirigida uma demanda. Afinal, diante daquilo que é julgado pela equipe como um comportamento irracional, surge uma dificuldade de lidar com a subjetividade, que, por sua vez, coloca a equipe ante o enigma do desejo do Outro, o que remete à castração[6].

No entanto, é importante ressaltar que a construção do caso clínico só é possível dependendo da maneira como o analista se posiciona diante da demanda que lhe é dirigida. Desse modo, ante a dificuldade de se lidar com a subjetividade, a psicanálise pode ocupar um lugar de uma terapêutica auxiliar e, com isso, ter a função de *dar conta* daquilo que muitas vezes a equipe médica não quer ou não pode lidar: choro, sofrimento, queixas aparentemente sem causa, questionamentos recorrentes que não cessam com informações, irritabilidade e, muitas vezes, sintomas que não obedecem à lógica do corpo orgânico[7]. Por outro lado, como aponta Moretto, diante da dificuldade de lidar com o que escapa e aponta para a castração, a equipe pode não apenas demandar a presença do analista, mas também demandar saber, saber sobre a subjetividade.

Nesse sentido, a partir de uma demanda de saber sobre aquilo que diz do sofrimento psíquico, a construção do caso clínico, em nossa prática, configura-se como uma forma de sensibilizar a equipe multiprofissional com relação ao funcionamento psíquico e posição do sujeito perante seu sofrimento e também de transmissão da psicanálise.

☰ A construção, o caso e a clínica

A construção do caso clínico tem suas origens em uma diferenciação proposta por Freud[8], em seu texto *Construções em análise*, entre construção e interpretação. A *construção* seria um alinhavar dos elementos do discurso, objetivando o estabelecimento de uma conduta. A interpretação, por sua vez, seria pontual, com vistas à produção de um saber do paciente acerca de seu sofrimento. Com isso, no âmbito institucional, a construção propicia o compartilhamento em uma equipe de elementos singulares de cada caso, o que seria impossível na via da interpretação, que concerne ao paciente e ao engendramento de sentido que vai sendo feito no decorrer do tempo, de forma fragmentada, perante cada membro da equipe. Por isso, "a construção pode ser um método clínico de maior alcance"[9].

Além disso, se falamos de *caso*, como aponta a mesma autora, este se origina do latim *cadere* e significa *cair*[9]. Dessa forma, o caso cai, precipita do todo, do saber totalizante sobre a doença e torna-se singular, uma vez que é atravessado pelo Real da experiência daquele sujeito diante de seu adoecimento, que não pode ser totalmente simbolizado, seja pelo próprio sujeito, seja pelos manuais e protocolos médicos, mas pode ser circunscrito por meio da construção. Aliás, ao retomarmos a definição de *clínica* preconizada por Foucault[10], o filósofo relaciona a invenção da clínica à invenção de um olhar. Assim, clinicar é dobrar-se sobre o leito lançando um olhar sobre o corpo do doente e, a partir disso, derivando deste um procedimento. Esse é o protótipo de qualquer clínica, com exceção da clínica psicanalítica. Expliquemo-nos.

O olhar que determina um procedimento é um olhar a partir do saber da especialidade, seja ele da medicina, da enfermagem, da fisioterapia ou de qualquer outra área. Na psicanálise, podemos dizer que há um saber sobre a psicanálise e um saber psicanalítico[11]. Ou seja, o saber sobre a psicanálise diz da formação do analista e, portanto, a escuta é norteada pelo saber provindo da teoria psicanalítica e daquele precipitado na supervisão e na análise pessoal. Entretanto, há um saber que tem relações, mas não equivale ao saber da teoria. Esse é produzido sob transferência "à beira-leito", a partir do que é dito e endereçado ao analista, que, por sua vez, faz com que o sujeito escute o que diz, para além do que diz, localizando-se em seu dito.

Assim, partindo da definição de construção, de caso e de clínica, podemos agora discutir acerca da construção do caso clínico como uma metodologia de trabalho na oncologia.

☰ A construção do caso clínico

Essa metodologia de trabalho refere-se à possibilidade de aqueles que são protagonistas na condução de um caso que, em nosso contexto, são os diversos membros da equipe multidisciplinar, juntarem suas narrativas, de modo a evidenciar, como enfatiza Viganò[1], o ponto cego, a cegueira ocasionada pela ilusão de tudo saber sobre o paciente. Afinal, é esse ponto de não saber que denuncia o lugar onde se encontra o sujeito e sua posição diante da doença que o acometeu.

A construção do caso consiste, portanto, em um movimento dialético em que as partes se invertem: a rede social coloca-se em posição discente e o paciente na posição de docente. Naturalmente, o que o paciente deve ensinar não passa por sua consciência e não pode ser dito em uma fala direta, mas mediante nossa escuta das particularidades, das coincidências que foram escandidas de sua história, do enigma de seus atos falhos, recaídas, ausências etc.[1].

Todavia, aqui cabe uma distinção: qual seria a diferença entre construir um caso e contar uma história?

O relato clínico que se apresenta rico em detalhes, cenas e conteúdos é a história. O caso é produto do que se extrai das intervenções do analista na condução do tratamento e do que é decantado de seu relato. Portanto, a história pode ser fatigante, se muito detalhada, e o caso será morto se for reduzido apenas a uma fórmula[9].

Portanto, a construção do caso clínico em uma equipe só é faz possível, uma vez que a demanda de saber endereçada ao analista pode engendrar um novo saber advindo das intervenções deste, a partir da fala do paciente, do que é extraído de sua história e da narrativa da equipe. Apenas dessa forma se faz possível precipitar dos infindáveis detalhes de uma história na direção de um caso. Com isso, uma história deve se fazer caso para que se possa trabalhar em psicanálise[9].

Entretanto, esse trabalho em equipe só é realizado mediante transferência, transferência com aquele analista, mas também com a própria psicanálise. Ou seja, é importante um momento preliminar no qual a equipe, via interconsulta com o analista, seja sensibilizada para a existência de um saber que não se encontra *a priori* em um enunciado, mas na enunciação.

Lacan[12], em *O seminário XI: os quatro conceitos fundamentais da psicanálise*, retoma os fundamentos da psicanálise para nos advertir de que o inconsciente é estruturado como uma linguagem. Dizendo de outra forma, o saber inconsciente é sabido na medida em que se fala. "Será que com essa sedação estou querendo é me sedar?" – se pergunta um médico durante a discussão de um caso. "Entendi. Não é que ele não queira nada. Ele quer morrer. Então não é uma depressão. Ele quer algo, né?" – um enfermeiro, percebendo que a morte pode ser um objeto de investimento.

Dessa forma, para que a construção do caso clínico se configure como um método de trabalho, a equipe deve se encontrar dividida, ou seja, marcada pelo inconsciente enquanto saber. É isso que fará com que a equipe possa escutar a fala daquele que sofre de uma outra posição, o que, por sua vez, engendra um giro no qual o saber da especialidade *sobre* o paciente dá lugar ao saber *do* paciente acerca de seu sofrimento.

A vinheta clínica a seguir ilustra como a construção do caso clínico pode se dar na oncologia:

≡ Isaac, 70 anos, foi internado com quadro de desnutrição por recusa alimentar, apesar de ter tido alta médica após tratamento oncológico, que, segundo a equipe médica, havia sido *um sucesso*. Naquilo que concerne a sua história clínica e ao motivo do encaminhamento para a psicologia, o paciente havia sido submetido a tratamento quimioterápico e radioterápico, nesta ordem, e, por isso, a recusa alimentar, sintoma adverso comum à quimioterapia, não se justificava. Dessa forma, a equipe médica hipotetiza que o paciente apresente anorexia nervosa e, diante disso, solicitam o atendimento psicológico.

Durante os três atendimentos que se sucederam, destacam-se algumas falas que nos dão notícias da posição subjetiva do paciente e que possibilitaram a construção e transmissão da psicanálise desse caso junto à equipe:

- "Você veio aqui para me fazer comer?"
- "Eu tenho fome, não tenho é vontade."
- "Minha esposa acha que estou insinuando, quer dizer, encenando."
- "Acho que vomitei tudo, tudo o que aconteceu, todas as pessoas."

≡ Saber e conhecimento

A primeira fala destacada denota o quanto o analista é colocado de início em uma série. Todos aqueles que entravam no quarto, fossem membros da equipe ou familiares, informavam o paciente sobre a necessidade da alimentação e do quanto seu quadro de desnutrição poderia implicar a passagem de uma sonda nasogástrica. Nesse sentido, foi importante questionar a equipe e familiares sobre a efetividade dessas informações, tendo em vista que havia algo que insistia e não cessava, mesmo estando o paciente consciente das consequências de seu sintoma. Ou seja, aquilo que se repetia não seria elaborado por meio de um discurso pedagógico ou educativo, já que, neste caso, não se tratava de uma falta de conhecimento, mas da importância de se dar lugar ao que estava sendo dito através do sintoma. Portanto, foi importante sustentar junto à equipe e familiares o enigma: o que aquele sintoma queria dizer? Assim, não havia mais o que ser dito. Era preciso escutar...

≡ Desejo e necessidade

No humano, a necessidade não se equivale ao desejo, já que este nunca pode ser satisfeito. Com isso, "Tenho fome, não tenho é vontade" denuncia que, apesar de biologicamente o paciente sentir fome, a condição lógica necessária para o desejo não tinha lugar: a falta. Só há desejo mediante a falta. Cabe ressaltar que equipe e familiares "empanturravam" o paciente tanto com recomendações como com suas comidas preferidas, que sempre chegavam ao leito para em seguida serem recusadas. Assim, a não equivalência entre o corpo orgânico e corpo pulsional atravessa a equipe por meio da recusa esfomeada. A partir da fala aqui destacada, a equipe foi orientada para que as refeições fossem simplesmente deixadas "à vontade" do paciente.

≡ Formações do inconsciente

"Minha esposa acha que estou insinuando, quer dizer, encenando". O ato falho cometido pelo sujeito desvela a verdade inconsciente. A recusa alimentar era endereçada ao Outro e, portanto, pedia interpretação. Assim, era necessário possibilitar que o sujeito se escutasse para que, com isso, um saber acerca de seu sintoma pudesse ser produzido. A partir disso, na interconsulta com a equipe médica, o ato falho, o equívoco, o que escapa à consciência, ganha lugar, e, em um movimento de retroação, confirma aquilo que já estava dito. Não seria por meio de informações ou ofertas dos alimentos favoritos do paciente que seu sintoma cessaria.

≡ O sentido do sintoma

O penúltimo encontro com Isaac teve seu término lógico com a seguinte questão: o que você está insinuando? Essa intervenção tem como objetivo elevar o sintoma à categoria de significante, inseri-lo em cadeia e, com isso, promover seu deslizamento. No dia seguinte, o paciente relata que, após pensar sobre a pergunta que ecoava, decidiu pedir seu almoço. Vomita. Pede novamente e então se satisfaz.

A recusa alimentar, neste caso, não era justificada por nada que dissesse respeito à doença ou ao tratamento. O sintoma tinha a função de infligir uma falta no Outro, até então aparentemente sem barra. Ou seja, o saber médico que até então se mostrava todo, completo por meio do diagnóstico preciso, da prescrição do melhor tratamento e da cura, precisava ser furado. Para Isaac, essa foi a via de saída da alienação mortífera ao desejo do Outro.

≡ Efeitos de construção

A partir da escuta do paciente, a maneira encontrada para romper a rivalidade imaginária do quem sabe mais acerca do paciente – muitas vezes presente nas discussões clínicas – foi elevar o caso ao lugar de autoridade clínica. Ou seja, durante as interconsultas, optou-se por trazer falas do sujeito que denunciavam sua posição subjetiva, o que, por sua vez, em um movimento lógico, estabelecia junto à equipe uma diferença radical entre elementos comuns tanto à clínica médica quanto à clínica psicanalítica, mas que são compreendidos de maneira diversa em cada um desses campos do saber. Dessa forma, foi possível que a equipe se sensibilizasse para o fato de que o conhecimento da especialidade não abarca o saber do paciente e de que desejo e necessidade não coincidem. Além disso, o ato falho cometido pelo sujeito desvela a determinação inconsciente, bem como o sentido ético do sintoma, como anteparo para o desejo.

Dessa forma, a construção do caso clínico nos parece ser não apenas uma metodologia de trabalho que auxilia a equipe na condução dos casos, mas também pode se configurar como um ato, que estabelece um antes e um depois, naquilo que se refere à maneira como a equipe escuta a subjetividade e dá lugar ao saber inconsciente. Ou seja, se antes a subjetividade é tratada apenas como um entrave e que deve, por isso, ser domada ou excluída, a construção do caso clínico, por sua vez, possibilita que esta seja incluída como um fato clínico, tendo o mesmo valor que o diagnóstico, o prognóstico e o tratamento na condução do caso.

≡ Referências

1. Viganò C. A construção do caso clínico em saúde mental. Rev. Curinga 1999;(13).
2. Freud S. Cinco lições de psicanálise, Leonardo da Vinci e outros trabalhos (1910[1909]). v. XI, Leonardo. 1910.
3. Freud S. O mal-estar na civilização (1930). In: Freud S. O mal-estar na civilização, novas conferências introdutórias à psicanálise e outros textos (1930-1936) Obras completas. 2010. p. 13-122.
4. Freud S. História de uma neurose infantil ("O homem dos lobos"). Além do princípio do prazer e outros textos (1917-1920). São Paulo: Cia. das Letras; 2010;14:424.
5. Lacan J. O lugar da psicanálise na medicina. Opção Lacaniana Rev. Bras. Int. psicanálise. 2001;(32).
6. Moretto MLT. O psicanalista num programa de transplante de fígado: a experiência do "outro em si." Universidade de São Paulo; 2006.
7. Netto MVRF. Um psicanalista no hospital geral: possibilidades e limites de atuação. Universidade do Rio de Janeiro; 2014.
8. Freud S. Moisés e o monoteísmo, esboço de psicanálise e outros trabalhos. In: Obras completas de Freud. 1939.
9. Figueiredo AC. A construção do caso clínico: uma contribuição da psicanálise à psicopatologia e à saúde mental. Rev. Latinoam. Psicopat. Fund. 2004; 7(1):75-86.
10. Foucault M. O nascimento da clínica. Rio de Janeiro: Forense Universitária; 2006.
11. Figueiredo AC, Vieira MA. Sobre a supervisão: do saber sobre a psicanálise ao saber psicanalítico. Cad IPUB. 1997;9.
12. Lacan J. O seminário, livro 11: os quatro conceitos fundamentais de psicanálise. Rio de Janeiro: Jorge Zahar; 2008.

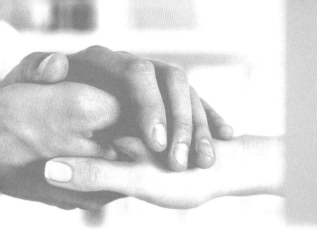

Capítulo 10

Marcus Vinícius Rezende Fagundes Netto
Maria Júlia Kovács
Marita Iglesias Aquino

A dor do profissional

≡ Introdução

Discutir acerca da dor do profissional de saúde na oncologia requer levar em consideração a especificidade desta clínica. Pacientes severamente acometidos pelo câncer, famílias em sofrimento, impossibilidade de cura, decisões com relação a limitações terapêuticas, morte iminente são apenas algumas questões que fazem parte do cotidiano do profissional que atua nesta área.

Diante disso, escolhemos a palavra *dor* e não *sofrimento* para o título deste capítulo, uma vez que entendemos que o trabalho com pacientes oncológicos não é sem sofrimento. A dor, por outro lado, configura-se como um dos sintomas mais subjetivos na área da saúde, quando falamos do corpo enquanto organismo, demandando, portanto, a presença da palavra daquele que sofre e a escuta de quem cuida. Com isso, apostamos que, ao falarmos da *dor do profissional*, convocaremos o leitor a se sensibilizar para a função primordial da escuta, com vistas a minimizar, ou até mesmo evitar o sofrimento moral, bem como quadros patológicos descritos na literatura como a *Síndrome de* Burnout e a *Fadiga por Compaixão*.

Entretanto, essa escuta de que falamos não é sem levar em conta a implicação do sujeito em sua queixa para transformá-la em questão. Com isso, a diferença entre moral e ética estabelecida por Jacques Lacan[1] em seu *O seminário VII: a ética da psicanálise* aqui nos é cara.

≡ Os profissionais de saúde diante da morte

Ariès[2], em sua obra *A história da morte no Ocidente*, aponta que atitudes diante da morte se manifestam de diversas formas. Destaquemos dois desses posicionamentos que servem para os propósitos deste capítulo.

A morte nomeada pelo autor de domada seria aquela conhecida pelas pessoas e que ocorre no espaço público e social, com a participação das pessoas próximas. Os rituais presentes no processo de adoecimento, na morte e após a morte congregam familiares e pessoas próximas. A morte se faz anunciar por sinais, que, sendo reconhecidos, dão lugar a uma série de rituais, envolvendo as despedidas e os procedimentos funerários, que tinham como grande valor a reunião das pessoas e os cuidados com o moribundo e seus familiares.

Com o avanço da medicina e da tecnologia, Ariès[2] refere um distanciamento com relação à morte, com vistas a torná-la objeto de estudos, e nomeia esse processo como a morte que vai se tornando selvagem. O ápice dessa situação é a interdição da morte e dos sentimentos em relação a ela, configurando a morte invertida – o oposto da morte domada – o que torna a morte um processo solitário, sendo vista como fracasso. Essa modalidade se torna mais presente na metade final do século XX e no século XXI.

Assim, na antiguidade, os hospitais eram espaços de cuidados àqueles que não tinham domicílio ou estavam em trânsito e a sua principal função era oferecer procedimentos de higiene, tratamento de feridas e alívio de sintomas, uma vez que a maioria das enfermidades e ferimentos de guerra não tinha cura. Atualmente, os hospitais evoluíram em conjunto com a ciência médica e se tornaram espaços para diagnósticos e tratamentos sofisticados, em que o objetivo principal é o de cura ou prolongamento da vida. Portanto, nas últimas décadas, a ciência médica tornou obsoletos séculos de experiências e tradição com relação à morte e ao morrer, acarretando, com isso, uma maior dificuldade de lidar com a morte e de deixar morrer[3].

Como resultado, na instituição hospitalar há pouca tolerância para manifestações emocionais, uma forma de assepsia para evitar o contágio do sofrimento causado pela possibilidade de morte. Com isso, observa-se uma medicalização da morte, que tem como um dos objetivos o prolongamento da vida e do processo de morrer, cabendo a decisão dos procedimentos à equipe médica, sem a participação dos pacientes e familiares e, por vezes, de outros membros da equipe de saúde[4]. Assim, quando a morte ocorre, é, em muitas situações, considerada um fracasso do tratamento pela equipe de saúde.

Sendo esse o cenário de sua atuação, profissionais de saúde na oncologia travam batalhas contra doenças com a ilusão de que combatem a morte. Todavia, ao profissional não cabe combater a morte, e sim a doença. Portanto, quando o único objetivo do tratamento é a cura, não conseguir eliminar a doença ou salvar o paciente causa grande frustração. Observa-se também que esses sentimentos de frustração e incompetência dificultam o processo de comunicação entre os profissionais, o paciente e os familiares, principalmente quando é preciso comunicar a piora do quadro e possível morte.

Atrelado a isso, o desenvolvimento técnico na área de saúde e que na oncologia ocorre de maneira impressionante pode criar um ambiente desumano, sem dignidade. Assim, observamos que há profissionais que não conseguem tratar a dor e outros sintomas incapacitantes, frequentemente presentes no processo de terminalidade na oncologia, afastando-se de seus pacientes porque é difícil assisti-los em seu processo de morte e sentir que "não se está fazendo nada" para manter a vida. Com isso, tratamentos podem ser mantidos para abafar a sensação de impotência, em detrimento de cuidados que poderiam aliviar sintomas, proporcionando melhor qualidade de vida e de morte.

Paradoxalmente, a morte, que tanto se tenta evitar, faz parte do cotidiano dos profissionais de saúde na oncologia, como se fosse uma companheira de trabalho. Entretanto, há uma aura de silêncio que rodeia a questão da morte entre profissionais de saúde e que impede que compartilhem seu sofrimento diante da perda de alguns pacientes. Afinal, podemos dizer que profissionais de saúde estabelecem vínculo com alguns pacientes e, quando eles morrem, o profissional vive um processo de luto, que muitas vezes não é reconhecido nem pelo profissional nem pelos colegas, configurando um luto não autorizado, provocando a fadiga por compaixão e a Síndrome de *Burnout*[5].

A fadiga por compaixão decorre do trabalho contínuo de profissionais com pessoas em grande sofrimento físico e psíquico. Quando essa carga se torna muito pesada para o profissional, pode ocorrer esgotamento emocional e se dá em decorrência do exercício da empatia e compaixão pelo sofrimento da pessoa sob seus cuidados. O atendimento a pessoas em sofrimento numa dimensão compatível com os recursos internos do profissional pode trazer um sentimento de realização e apreço pelo trabalho. O problema surge quando são ultrapassadas as potencialidades psíquicas do profissional, instalando-se um quadro de exaustão emocional[6-7]. Esse transtorno é mais frequente em profissões em que a demanda de entrega e compaixão é cotidiana, sem possibilidade de tempo para descanso e cuidados. A Fadiga por Compaixão pode ocorrer com frequência em hospitais, por ter atividades com diversos graus de insalubridade com riscos físicos e psíquicos, associados à pouca definição de funções, número excessivo de pacientes a serem cuidados, alguns com sintomas múltiplos e complexos, turnos ampliados pelo pequeno número de profissionais e também por terem que lidar cotidianamente com a proximidade da morte.

A Síndrome de *Burnout,* por sua vez, é uma versão mais grave da Fadiga por Compaixão, pois, enquanto essa última pode ser revertida com atividades de cuidados ao profissional e a volta ao trabalho em condições diferentes, o *Burnout* implica afastamento do profissional de suas funções[6]. A Síndrome de *Burnout,* portanto, está vinculada ao trabalho de profissionais, entre os quais os de saúde, que exercem cuidados a pacientes com sintomas graves e que demandam um estado constante de entrega, empatia e compaixão. Essa síndrome tem como manifestações principais a exaustão emocional, um colapso que não permite a escuta com empatia, passando a menosprezar a dor e o sofrimento de pessoas sob seus cuidados.

Além da exaustão emocional, estão presentes a despersonalização, que é o não reconhecimento de si próprio em relação às suas atitudes diante de situações vivenciadas e uma atitude negativa em relação ao seu próprio trabalho[8].

Além disso, a Síndrome de *Burnout* ocorre mais frequentemente em médicos e enfermeiros que trabalham em UTI e Pronto Socorro, que, além dos procedimentos altamente sofisticados e complexos, com grande chance de erro, precisam tomar decisões difíceis[9].

Não é à toa que muitas vezes observa-se o desespero dos profissionais, que dizem que foram "formados para salvar vidas", e que não sabem o que fazer quando não há cura ou melhora do quadro. Entretanto, o fato de não se poder evitar a morte não significa que não haja o que fazer. Ou seja, mesmo quando a doença oncológica não tem cura, há uma gama de cuidados envolvendo alívio e controle de sintomas, com vistas a promover qualidade de vida, autonomia do paciente. Isso, por sua vez, pode, ao mesmo tempo, minimizar o sentimento de impotência do profissional de saúde.

Além disso, o cuidado ao paciente oncológico muitas vezes exige decisões difíceis relativas à condução do tratamento por parte da equipe. Dessa forma, muitas vezes, a equipe angustiada questiona-se acerca da comunicação de não eficácia de um tratamento proposto, de um possível prognóstico ruim, ou da impossibilidade de continuidade de terapêutica curativa. Entretanto, se as decisões forem compartilhadas, isso pode ajudar todos os envolvidos, diminuindo a sensação de solidão, ao dividir a responsabilidade pela conduta escolhida.

Atrelado a isso, pode-se afirmar que há dois paradigmas vinculados à ação de saúde: curar e cuidar. No paradigma do curar, o investimento é na direção de prolongar a vida, utilizando recursos de uma medicina de alta tecnologia, ficando os cuidados psicossociais em segundo plano. No paradigma do cuidar, observa-se a aceitação do avanço da doença e proximidade da morte como parte da condição humana. Nesse paradigma, a ênfase recai nas esferas multidimensionais da doença, considerando a dor total. Podemos, a partir disso, supor que, ao adotar a perspectiva do cuidar em seu trabalho, o profissional de saúde também poderia se beneficiar, uma vez que não veria na morte um sinal de fracasso[10].

Nesse sentido, Marie de Hennezel enfatiza a questão da aproximação da morte, em tempos de interdição. Relata sua experiência ao acompanhar pessoas gravemente enfermas no seu processo de finalização da vida. O livro *Morte íntima* é resultado da experiência de sete anos cuidando de pessoas com doença em estágio final, mais particularmente com Aids. As suas orientações quanto ao cuidado desses pacientes podem ser consideradas para qualquer doença que implique sofrimento nas dimensões física, psíquica, social e espiritual. Como aponta a autora, é fundamental que médicos e outros profissionais de saúde trabalhem com os processos de perda inerentes ao adoecimento, abrindo-se espaço para a comunicação, lidando com o interdito, que se criou à volta da doença e da morte, favorecendo a elaboração do luto antecipatório dos pacientes e familiares[11]. Cabe aqui apontar que profissionais de saúde também entram em processo de luto quando perdem pacientes com os quais estabeleceram um vínculo mais profundo e podem se sentir fracassados e incompetentes. Além disso, há profissionais que não admitem estar em processo de luto, sofrendo de forma dupla, tanto pelo não reconhecimento dos seus sentimentos quanto pela não possibilidade de elaborar seu processo de luto.

Além disso, não se pode desconsiderar que a formação dos médicos e dos profissionais da saúde em geral enfatiza a área técnica em detrimento das possíveis contribuições, que poderiam advir de um diálogo com as ciências humanas, mais particularmente com a psicologia. A ênfase na cura é mais ligada a diagnósticos e tratamentos altamente sofisticados, com pouco espaço para um olhar para a subjetividade. Todavia, com o aumento de doenças graves, agressivas, e muitas vezes ameaçadoras da vida, tais como as doenças oncológicas, observa-se atualmente uma busca por uma medicina mais focada no paciente do que na doença e, portanto, sem a perspectiva de combater a morte a qualquer custo.

Nesse cenário, de um cuidado centrado no paciente, algumas questões que antes não se faziam presentes, hoje se impõem diariamente como dilemas éticos naquilo que se refere ao tratamento do paciente oncológico.

≡ Sofrimento moral

Com a progressão tecnológica na área da saúde, a equipe multiprofissional atuante na oncologia frequentemente é envolvida em discussões éticas acerca do melhor uso de intervenções consideradas agressivas para os pacientes. Conflitos entre princípios éticos e diretrizes médicas ou protocolos institucionais podem ocasionar sofrimento moral na equipe que se propõe a cuidar de pessoas com câncer. O sofrimento moral pode afetar os profissionais de diferentes e significativas maneiras, incluindo sua saúde mental e satisfação profissional, provavelmente impactando na assistência oferecida aos pacientes.

A equipe multiprofissional oncológica, em especial a enfermagem, destina cuidados aos seus pacientes por um prolongado período, muitas vezes estabelecendo vínculos estreitos com eles. Em contrapartida, esses mesmos profissionais são os responsáveis por administrar tratamentos agressivos, com os quais nem sempre concordam. Nesses momentos, podem sentir que estão violando o relacionamento que estabeleceram com o paciente por serem forçados a infligir sofrimento que julgam ser desnecessário.

Dessa forma, o sofrimento moral pode ser definido como um sentimento doloroso e/ou um desequilíbrio psicológico que ocorre quando alguém sabe a ação eticamente apropriada exigida pela situação, mas não consegue realizar tal ação devido a obstáculos institucionais[12].

Além disso, as situações capazes de levar ao sofrimento moral podem ser agrupadas em três categorias: condições clínicas do paciente (por exemplo, fornecendo cuidados inúteis), restrições internas (por exemplo, sentimento de impotência E falta de conhecimento) e restrições externas (por exemplo, falta de comunicação, pessoal inadequado, competência técnica)[13].

Além disso, a opinião dos familiares, aspectos religiosos e mesmo políticas institucionais podem influenciar o contexto no qual as decisões de cuidados de saúde são tomadas. Essas instâncias muitas vezes criam uma atmosfera em que os cuidadores se sentem forçados a renunciar ou a negligenciar os princípios éticos e os valores morais pessoais e, em vez disso, oferecerem cuidados invasivos, mesmo diante de um prognóstico ruim.

Por outro lado, ao contrário dos médicos, a equipe de cuidados alocada nas unidades de internação geralmente acaba não tendo acesso à evolução do paciente após a alta, apesar de ter testemunhado o sofrimento experimentado por ele durante a hospitalização. Frequentemente, pacientes com prognósticos ruins sobrevivem e se recuperam de condições clínicas tidas como complicadas, chegando a retomar suas rotinas com níveis de qualidade de vida satisfatórios. A visão de apenas um recorte do tratamento do paciente pode limitar a possibilidade da equipe que atua na internação de ter perspectivas completas de casos eticamente desafiadores.

Naquilo que toca os cuidados paliativos e de fim de vida, se o prognóstico de um paciente é reservado e o cuidado é percebido como agressivo ao invés de paliativo, os profissionais possivelmente vivenciarão conflitos e se sentirão angustiados ao executarem suas intervenções. Realizar e testemunhar tais cuidados mobiliza fortes respostas emocionais, e os profissionais podem precisar de suporte para lidar com suas emoções[14].

Considerando os problemas morais vivenciados por enfermeiras ao cuidarem de pacientes em terminalidade, estudo aponta que estes estão relacionados a: comunicarem-se honestamente com os pacientes acerca de sua situação e possibilidade de morte devido ao receio de abalar a esperança deles; manejarem sintomas como a dor, pelo medo de que o tratamento possa acelerar a morte; e terem que colaborar em tratamentos médicos que percebem como inapropriados, pois o custo/benefício para o paciente parece desbalanceado[12].

A partir disso, o sofrimento moral revela-se por meio da raiva manifesta, da frustração, culpa, perda da autoestima, depressão, pesadelos, sofrimento, ressentimento, tristeza, ansiedade, desamparo e impotência. A equipe sente que sua integridade moral está comprometida, que se encontra dividida entre responsabilidades morais opostas[15].

A partir do que foi exposto, é possível considerar que os prejuízos acarretados pelo sofrimento moral podem afetar o profissional nos âmbitos físico, psicológico, comportamental e social. As manifestações relacionadas a esses danos podem ser observadas, portanto, nas relações interpessoais, na insatisfação profissional, na Síndrome de *Burnout*, nos índices de absenteísmo e até mesmo, em casos mais extremos, no abandono do emprego.

Outro efeito significativo relacionado ao sofrimento moral pode ser observado no relacionamento do profissional com o paciente e familiares. É possível que passem a manter maior distanciamento do paciente, resultando em menor qualidade dos cuidados e diminuição da satisfação dele e da família.

Entretanto, aqui é importante fazer uma ressalva. Quando se fala de sofrimento moral, vale a pena nos referenciar a uma interessante distinção feita por Jacques Lacan[1] em seu *O seminário 7: a ética da psicanálise*, no qual delimita a diferença entre moral e ética e que, em nossa prática clínica, nos serve de coordenada[*].

≡ Ética e moral

Quando falamos de uma prática, de uma ação no campo de qualquer especialidade, não podemos desconsiderar que ela deve sempre estar fundamentada em um sistema teórico. Afinal, será isso que, além de orientar a prática, irá avaliá-la como correta ou não, como válida ou não. A partir disso, teoria e prática dialogam e se fundam, para se separarem em momentos específicos sem, no entanto, perderem-se uma da outra[16].

Assim, Lacan, em seu *O seminário 7: a ética da psicanálise*, afirma que o que faz um juízo sobre a nossa ação é essencialmente a ética. No entanto, ressalta que a ética "só tem importância na medida em que a ação nela implicada comporta também, ou é reputado comportar, um juízo, mesmo que implícito. A presença do juízo é essencial à estrutura"[1].

Além disso, ao adentrarmos no terreno da ética, não podemos deixar de notar que, frequentemente, ela é aproximada do conceito de moral. Entretanto, moral não coincide com ética[17]. A moral prescreve um código que é estabelecido em torno de um ideal, enquanto a ética suspende o ideal a favor de um questionamento e visa a um código válido para todo ser humano. A ética, com isso, tem o peso da universalidade.

No hospital, muitas vezes essa aproximação toma corpo, e tudo deve ser feito para se evitar o sofrimento, mesmo que este diga do insuportável que é estar ali internado. O ideal é *o não sofrimento*, e o código é *não deixe sofrer*. O sofrimento é, portanto, imoral[16].

A partir disso, podemos compreender a opção feita por Lacan, logo no início de seu seminário sobre a ética da psicanálise, de falar de ética e não de moral: "falando de ética da psicanálise escolhi uma palavra que não me parece por acaso. Moral, poderia ter dito. Se digo ética, verão porquê, não é pelo prazer de utilizar um termo mais raro"[1].

Com isso, ao longo deste seminário, tomamos conhecimento de que a experiência moral diz de um ideal de conduta, de um sentimento de obrigação sancionado a uma lei e está estreitamente relacionado à gênese e funcionamento do Supereu[**]. O campo da ética, por outro lado, está para além de um ideal, de um sentimento de obrigação, e, dessa forma, não se restringe ao funcionamento paradoxal do Supereu. A ética só se configura quando encontra em seu domínio a função "fecunda do desejo como tal"[1].

Para estabelecer a distinção entre moral e ética, propondo o que seria a ética da psicanálise, Lacan retoma e subverte o conceito de ética defendido por Aristóteles – a ética do Bem Supremo –, em sua obra *Ética a Nicômono*. Além disso, essa reflexão não é sem levarmos em conta os efeitos do capitalismo no campo da ética.

---

[*] Parte das articulações que serão feitas sobre o tema de ética e moral encontram-se melhor desenvolvidas em: FAGUNDES NETTO, Marcus Vinícius Rezende. *Um psicanalista no hospital geral:* possibilidades e limites de atuação. 2014. 110 f. Dissertação (Mestrado em Psicanálise) – Instituto de Psicologia, Universidade do Estado do Rio de Janeiro, Rio de Janeiro, 2014.

[**] Instância do aparelho psíquico inicialmente proposta por Sigmund Freud como a voz da consciência, da moral e que seria fruto do complexo de Édipo e da lei da castração. Mais tarde, Jacques Lacan acrescentará que o Supereu também é fonte de imperativos que engendram modos de gozo, ou seja, uma forma paradoxal de sofrimento que também inclui satisfação.

≡ A ética do bem supremo e a ética dos bens

A filosofia de Aristóteles nos apresenta um mundo hierarquicamente organizado, completo e onde cada coisa encontra-se em seu devido lugar. Somente com essa ordenação que as coisas poderiam atingir sua realização e se tornar verdadeiras. Assim, para o filósofo, as coisas e seus movimentos têm como principal objetivo o equilíbrio e o encaixe na ordem cósmica que, por sua vez, tem como centro o Bem Supremo[18].

Com isso, no campo da ética aristotélica, o Bem a ser alcançado realizar-se-ia por meio do que Aristóteles denominou ação virtuosa, que estaria sempre ligada ao bem-estar, à sensação de prazer, que, tautologicamente, é o indicativo da verdadeira ação. Ou seja, a ação virtuosa deve fazer o Bem. Se não o fizer, não é verdadeira[16].

É com essa concepção de ação virtuosa e de sua relação com o Bem Supremo que podemos dizer que a ética proposta por Aristóteles engendra um discurso educador e ordenador. Por conseguinte, Lacan levou essa ética para o campo da moral e a chamou de moral do mestre.

A moral de Aristóteles se funda inteiramente numa ordem certamente arrumada, ideal, mas que responde, contudo à política de seu tempo, à estrutura da Cidade. Sua moral é uma moral do mestre, feita para as virtudes do mestre, e vinculada a uma ordem dos poderes. A ordem dos poderes não deve absolutamente ser desprezada – não se trata aqui, de modo algum, de afirmações anarquistas – é preciso simplesmente conhecer o limite disso no que se refere ao campo aberto à nossa investigação[1].

Avisados da ética ou, como preferiu Lacan, da moral aristotélica que se baseia no Bem Supremo e em um discurso quase pedagógico para viabilizar o engendramento de tal Bem, podemos, nesse momento de nossas articulações, adentrar os corredores do

hospital geral, juntamente com os outros saberes que lá se encontram, e, com isso, perceber que a ética que ali predomina é a ética do Bem Supremo[16].

Assim, podemos perceber que a ética que geralmente norteia a ação dos profissionais do hospital é aquela que objetiva alcançar uma felicidade sem sombras, um ser sem dor, um ser sadio e, por isso, silencioso. Entretanto, Lacan nos adverte que essa ordenação silenciosa, que equivocadamente confunde-se com a concepção de saúde, é da ordem do engodo, da falácia[*].

Além disso, a visada felicidade não é advinda apenas do agir virtuoso de Aristóteles, mas também almejada por meio do acesso aos bens de consumo, que podem ser quaisquer objetos que adquiram ares *agalmáticos*[**]. No hospital, percebemos que o estado de saúde completo do corpo pode tornar-se um desses objetos a serem adquiridos.

Afinal, com a universalização do trabalho livre, a generalização da propriedade privada e a implantação da economia de mercado podem ser estabelecidas como algumas das causas da passagem de uma ética eminentemente aristotélica, ética do Bem, para uma ética dos "bens". Com isso, "[...] o indivíduo é pensado como um ser de carências e necessidades, e o sistema político passa a ser regido

---

[*] Evidentemente, não se trata de fazermos apologia ao obscurantismo, à não ciência e à relativização extremada dos fenômenos de que trata a medicina. O hospital é a casa do saber médico e isso não é à toa. É para lá que se vai quando se está doente e é a promessa de cura que se tenciona encontrar nas palavras do médico. O médico que, em cirurgia, deve retirar um tumor de um paciente, não pode enxergá-lo como um sujeito. Naquele momento, o que é possível para o médico é ver apenas um "campo". O sujeito lhe seria insuportável.

[**] A palavra "agalma" inicialmente pode ser entendida como enfeite, ornamento. Entretanto, Jacques Lacan, em alguns momentos de seu ensino, como em seus seminários sobre a ética da psicanálise e sobre a transferência, utilizará esses termos para dizer daquilo que se faz enigma e, portanto, seduz.

pela racionalidade instrumental do fazer e a da produção de bens"[19].

Aqui retomamos Lacan[1], que questiona o posicionamento do analista perante a ética dos bens: "Todas as espécies de bens tentadores se oferecem ao sujeito, e vocês sabem que imprudência haveria se deixássemos colocarmo-nos na postura de ser para ele a promessa de todos os bens como acessíveis, a via americana".

Essa advertência de Lacan se mostra fundamental para o analista que se encontra no hospital, em um momento bastante particular, momento este em que a saúde é pré-fixada em índices e escalas numéricas, ou seja, a saúde do bem-estar físico, psíquico e social passa a ser obrigatória, objeto de consumo de primeira necessidade[20]. E ai de quem não obtiver um bom *score*! Ai de quem não atingir ponto mínimo de corte nos instrumentos que pretendem dizer quem é ou não saudável! Ai de quem se recuse ao imperativo superegoico: goze da melhor saúde o tempo todo, sem cessar!

Assim, podemos pensar que o sofrimento da equipe de saúde não é apenas advindo de um sentimento de não estar fazendo o correto, como percebemos naquilo que é trazido pela literatura como angústia moral. O sofrimento também pode estar relacionado ao imperativo de gozo de fazê-lo, de fazer o correto, estabelecido por um ideal de conduta.

Diante desse panorama, a pergunta que nos resta é: como pode o analista atuar no hospital se sua ética difere e vai de encontro à ética do Bem Supremo e à ética dos bens?

≡ A ética da psicanálise

Ora, de saída devemos saber que, como nos indica Lacan[1], o que nos demandam, em qualquer contexto, é pura e simplesmente a felicidade. Entretanto, Freud[21] nos alerta, em *Mal-estar na civilização,* que é necessária uma renúncia pulsional como condição para a formação da sociedade.

Ou seja, o laço social é tributário de uma perda, de uma impossibilidade de satisfação plena. Dessa forma, ao escutarmos o sofrimento da equipe de saúde, devemos estar avisados de que estamos a milhas de distância da formulação de uma disciplina da felicidade.

Eis o que convém relembrar no momento em que o analista se encontra em posição de responder a quem lhe demanda a felicidade. A questão do Bem Supremo se coloca ancestralmente para o homem, mas ele, o analista, sabe que essa questão é uma questão fechada. Não somente o que se lhe demanda, o Bem Supremo, é claro que ele não o tem, como sabe que não existe[1].

Mas se o analista não pode oferecer o bem, a felicidade como um bem, a cura *prêt-à-porter**, o que pode ele fazer diante daquele que lhe demanda a felicidade? Lacan tem uma resposta muito precisa para tal questão. "O que o analista tem a dar [...] é o que tem. E o que ele tem nada mais é do que seu desejo, como o do analisando, com a diferença de que é um desejo prevenido"[1].

Mas de que desejo prevenido fala Lacan? Do desejo que não pode desejar o impossível. Ou seja, o analista não pode – pelo simples fato de não ser possível – responder à demanda do paciente, uma vez que ela aponta para além e para aquém do que é formulado na cadeia significante.

E na medida em que a demanda está para além e para aquém de si mesma, que, ao se articular com o significante, ela demanda sempre outra coisa, que, em toda a satisfação da necessidade,

---

* Expressão amplamente utilizada na moda para designar aquilo que é produzido e está pronto para ser utilizado. Aqui a analogia entre artigos de uso e propostas de tratamento *psi,* que não levam em consideração a singularidade de cada caso e, portanto, tentam estabelecer uma condução de tratamento padronizada para todos.

ela exige outra coisa, que a satisfação formulada se entende e se enquadra nessa hiância, que o desejo se forma como o que suporta essa metonímia, ou seja o que quer dizer a demanda para além do que ela formula[1].

Assim, não há nada mais distante da ética da psicanálise do que a oferta de garantias. Afinal, a clínica inventada por Freud é a todo tempo permeada por um permanente arriscar-se sustentado pelo desejo do analista e, se caso propusermos tais garantias, estamos, sem dúvida, resistindo. "Trata-se aqui da resistência do analista manifesta por certo recuo diante do real da clínica"[19].

Tendo isso em vista, naquilo que se refere ao sofrimento do profissional de saúde, pode-se concluir que é somente a partir da ética que norteia sua prática – a ética da psicanálise – que o analista poderá sustentar seu ato, possibilitando que algo da dimensão do sujeito, da castração possa ser transmitido para a equipe, fazendo com que ela também se posicione de forma diferente diante daquele que sofre e, talvez, dando um outro lugar para o Real, que é inerente à clínica do caso a caso.

Assim, passemos agora para dois exemplos clínicos que ilustram algumas possibilidades de intervenção:

Relato de caso 1

Alex, 50 anos, casado, pai de dois filhos, foi diagnosticado com doença onco-hematológica (linfoma linfoblástico), tendo realizado tratamento quimioterápico que possibilitou a remissão da doença. Após essa primeira etapa, recebe a indicação de se submeter a um transplante de medula óssea (TMO) autólogo, como forma de consolidar o tratamento.

Por volta de seis meses após o TMO, o paciente tem recidiva da doença, interna para novo tratamento, mas, devido à toxicidade da quimioterapia, apresenta sobrecarga heática e renal e, com isso, é transferido para a Unidade de Terapia Intensiva (UTI), sendo entubado no dia seguinte. Paralelamente a isso, observam-se, na dinâmica familiar, diferentes posicionamentos diante do agravamento do quadro. Enquanto a esposa compreendia que o tratamento tinha limites e que, caso eles fossem transpostos, o paciente seria exposto a sofrimento desnecessário, um dos filhos, movido por sentimento de culpa relacionado a conflitos anteriores com o pai, insiste na obstinação terapêutica.

Naquilo que diz respeito à equipe de cuidado, essa, por respeito ao desejo de cura relatado pelo paciente desde o início do tratamento e às suas condições clínicas naquele momento, decide aguardar melhora clínica para iniciar novo tratamento. Todavia, a doença progride, e o estado clínico se deteriora a cada dia. Com isso, o filho do paciente se angustia e pressiona a equipe médica para que algum tratamento curativo seja agregado aos cuidados do pai. Nesse momento, a equipe da hematologia se coloca em espera devido à cobrança da família, que se mostrava cada vez mais ansiosa e demandando a continuidade do tratamento curativo. Por outro lado, a equipe da UTI acentua questionamentos com relação à validade dos suportes oferecidos, enfatizando que aquilo que era decidido pela equipe titular era executado pelos profissionais de terapia intensiva.

Diante desse cenário, foi percebida pela psicologia a necessidade da realização de uma reunião familiar com o objetivo de resgatar a condução do tratamento médico, desde o diagnóstico, passando pela recidiva, e marcando neste percurso as possibilidades e limites da terapêutica oferecida. Assim, familiares puderam reconhecer não só o seu próprio sofrimento, mas também o sofrimento ao qual paciente poderia ser submetido, caso intervenções e tratamentos mais invasivos fossem feitos.

Relato de caso 2

≡ Um alto índice de absenteísmo em uma equipe de saúde impacta significativamente não só no cuidado do paciente, mas também pode trazer sofrimento para os membros da própria equipe, que se sentem sobrecarregados. Entretanto, o absenteísmo, quando se repete, deve ser escutado enquanto um sintoma da equipe, e não reduzido a um mero descompromisso. Ou seja, faltar ao trabalho pode ser uma mensagem endereçada e que convoca interpretação.

Partindo desse pressuposto, algo começa a chamar a atenção da coordenação da unidade de internação oncológica. Membros da equipe de enfermagem e de técnicos de enfermagem, que até então se mostravam comprometidos com o trabalho, passam a ter muitas faltas, justificadas por meio de atestados médicos. Nesse momento, o psicólogo da unidade é chamado. Cabe ressaltar que, desde sua criação, essa unidade de internação vinha recebendo cada vez mais pacientes em cuidados paliativos exclusivos, que, por sua vez, apresentam necessidades e demandas muito específicas, se comparados a pacientes oncológicos de forma geral. Atrelado a isso, frequentemente o que podia ser escutado no posto de enfermagem era uma dificuldade de tratar desses pacientes, tanto do ponto de vista técnico quanto emocional.

Por meio de uma reunião com a área de Recursos Humanos do hospital, observou-se que a maioria dos atestados tinha algo em comum – eram motivados por sintomatologias, que facilmente podiam ser decorrentes de sofrimento psíquico: dores de cunho tensional, cefaleia, sintomas gastrointestinais, entre outros.

A partir disso, foram propostos junto à coordenação da unidade treinamentos institucionais, que abarcavam grupos de suporte que tinham como objetivo a discussão de temas relacionados à sobrecarga de trabalho, bem como o uso de técnicas de simulação realística para que os profissionais, mesmo que de maneira simulada, pudessem entrar em contato com situações causadoras de sofrimento, tais como conversas com pacientes que querem falar sobre seu processo de terminalidade, perguntas de pacientes e/ou familiares sobre um prognóstico sabidamente fechado, mas sobre o qual ainda não foram formalmente informados, entre outros.

Tanto os grupos de suporte quanto as discussões feitas após a simulação realística foram coordenados por um psicólogo, que possibilitava, a partir de sua escuta, a precipitação dos significantes que diziam do sofrimento da equipe para que, sendo colocados em cadeia associativa, por um movimento de retroação, pudessem ser ressignificados. Isso, por sua vez, promovia um duplo movimento: a transformação da queixa em questão e, consequentemente, uma implicação daquele que sofre em seu próprio sofrimento. "Tenho uma paciente que pede água toda hora. Fico irritado. Acho um abuso, mas agora estou pensando: será que o que ela quer é água mesmo?" – essa fala de um técnico de enfermagem, percebendo a diferença entre demanda de amor e necessidade, permite não só que ele se posicione de outra forma diante da paciente em questão, mas também minimiza sua sensação de ser "abusado".

≡ Considerações finais

Na oncologia, o profissional da saúde tem seu trabalho permeado por uma convivência diária com pacientes em extremo sofrimento físico e psíquico, bem como lida com situações que demandam tomada de difíceis decisões e, por fim, com a proximidade da morte. Nesse cenário, algumas doenças laborais como Fadiga por Compaixão e Síndrome de *Burnout* podem se manifestar.

Assim, nas instituições de saúde, é necessário o desenvolvimento de ações que visem à melhoria das condições de trabalho, bem como a minimização do sofrimento psíquico em decorrência delas. Nesse sentido, grupos de discussão, serviços de orientação psicológica e viabilização de ações de autocuidado podem cumprir essa função. Todavia, também é importante a promoção de um espaço de escuta e reflexão no contexto de trabalho para que as queixas relacionadas à atuação do profissional possam ser convertidas em questões e, com isso, possibilitem uma implicação desse profissional em seu próprio sofrimento e na busca por tratamento.

☰ Referências

1. Lacan J. O seminário, livro 7: a ética da psicanálise. Rio de Janeiro: Zahar; 2008.
2. Ariès P. A morte no ocidente. Rio de Janeiro: Zahar; 1977.
3. Gawande A. Mortais. Rio de Janeiro: Objetiva; 2015.
4. Moritz R. Os profissionais de saúde diante da morte e do morrer. Rev. Bioética [Internet]. 2005;13(2):51-63. Available from: http://www.revistabioetica.cfm.org.br/index.php/revista_bioetica/article/viewArticle/107.
5. Casellato G organizador. Em busca da empatia: suporte psicológico ao luto não reconhecido. São Paulo: Summus; 2015.
6. Lago K, Codo W. Fadiga por compaixão: o sofrimento dos profissionais de saúde. Petrópolis: Vozes; 2010.
7. Barbosa SC, Souza S, Moreira JS. A fadiga por compaixão como ameaça à qualidade de vida profissional em prestadores de serviços hospitalares 1. Rev. Psicol. Organ. e Trab. 2014;14(3):315-23.
8. Maslach C, Jackson SE, Leiter MP. Maslach Burnout Inventory: Third edition [Internet]. Evaluating stress: A book of resources. 1997. 191-218 p. Available from: http://search.ebscohost.com/login.aspx?direct=true&-db=psyh&AN=1997-09146=011-&lang=fr&site-ehost-live.
9. Monteiro MC. A morte e o morrer em UTI: a família e a equipe médica em cena. Curitiba: Appris; 2017.
10. Pessini L. Humanização da dor e do sofrimento humano na área de saúde. In: Humanização e cuidados paliativos. São Paulo: São Camilo; p. 11-30.
11. Hennezel M. A morte íntima. São Paulo: Letras e Ideias; 2004.
12. Lazzarin M, Biondi A, Di Mauro S. Moral distress in nurses in oncology and haematology units. Nurs Ethics. 2012;19(2):183-95.
13. Hamric AB, Borchers CT, Epstein EG. Development and Testing of an Instrument to Measure Moral Distress in Healthcare Professionals. AJOB Prim Res. 2012;3(2):1-9.
14. Shepard A. Moral distress: A consequence of caring. Clinical Journal of Oncology Nursing. 2010;(14):25-7.
15. Elpern EH, Covert B, Kleinpell R. Moral distress of staff nurses in a medical intensive care unit. Am J Crit Care [Internet]. 2005;14(6):523-30. Available from: https://www.scopus.com/inward/record.uri?eid=2-s2.0-27644548535&partnerID=40&md5=cedc327c97fcf0f8fe45d41fe9bbc945%5Cnhttp://ajcc.aacnjournals.org/content/14/6/523.full.pdf.
16. Netto MVRF. Um psicanalista no hospital geral: possibilidades e limites de atuação. Universidade do Rio de Janeiro; 2014.
17. Martins CR. Fundamentos da prática: considerações sobre a ética da psicanálise de Freud a Lacan. Universidade Federal do Rio de Janeiro; 2008.
18. Koyré A. Galileu e Platão. In: Estudo de História do Pensamento Científico. Rio de Janeiro: Forense Universitária; 1991.
19. Rinaldi D. O desejo do psicanalista no campo da saúde mental: problemas e impasses da inserção da psicanálise em um hospital universitário. In: Saber, Verdade e Gozo: Leituras de O seminário, livro 17 de Jaques Lacan. Rio de Janeiro: Rios Ambiciosos; 2002.
20. Vieira MA. Não sem. In: Glaze, A. Brisser, Fob, Monteiro Med, editor. A saúde para todos não sem a loucura de cada um – perspectivas da psicanálise. Rio de Janeiro: Walk; 2011. p. 33-41.
21. Freud S. O mal-estar na civilização. In: Freud S. O mal-estar na civilização, Novas conferências introdutórias à psicanálise e outros textos (1930-1936) Obras completas. 2010. p. 13-122.

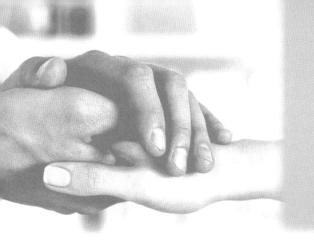

Capítulo 11

Alyne Lopes Braghetto Batista
Ana Merzel Kernkraut
Lucianne Ferreira Areal
Maiara Mattosinho Soares Zukauskas

Possibilidades de atuação com o profissional de oncologia

≡ Introdução

O cuidado com o profissional de saúde vem se tornando objeto de atenção de gestores que têm a preocupação de garantir que sua equipe esteja em boas condições físicas e psíquicas para que possa ser oferecido o melhor atendimento possível ao paciente e seus familiares no contexto do adoecimento.

Existem algumas preocupações por parte da gestão com a saúde do profissional que causam impacto direto na assistência aos pacientes: uma relacionada ao bem-estar do profissional, que é condição primária para que ele possa prestar um serviço de excelência, e a outra relacionada ao absenteísmo, que causa na equipe sobrecarga de trabalho devido à ausência de um dos membros do time.

Ao se falar de profissionais que atuam na oncologia, não importando a área de trabalho, faz parte da rotina de assistência se deparar com pacientes e familiares que lidam no dia a dia com questões da vida relacionadas ao diagnóstico oncológico, tratamento, recidivas, metástases, mudança do tipo de tratamento e terminalidade.

Dessa maneira, olhar para a saúde do profissional de saúde no sentido de identificar e buscar possibilidades de atuação que favoreçam o cuidado psíquico e seu bem-estar é fundamental para atingir a excelência no cuidado prestado.

Por meio de nossa prática, vamos relatar algumas das possibilidades de trabalho, exemplificando para que se possa ter uma visão dos tipos de intervenção possíveis aos profissionais de saúde em ambiente hospitalar.

≡ Experiência de trabalho com a equipe multiprofissional

A equipe multiprofissional em atenção oncológica lida permanentemente com situações de sofrimento e morte, que são exacerbadas pelas características da demanda e do ambiente de trabalho, evidenciando, muitas vezes, estresse e ansiedade no profissional. Justaposto a isso, podemos elencar o envolvimento pessoal, eventuais problemas de relacionamento com os colegas de trabalho, bem como situações de vida pessoal, que se somam à vida profissional e atuação.

Constantemente, os profissionais buscam o psicólogo de referência da unidade, com objetivo de orientação e suporte. Não é incomum esses profissionais sinalizarem problemas de relacionamento na unidade, pressão e sobrecarga de trabalho, dificuldades de atuar diante de um paciente que demande maior atenção, que se apresenta poliqueixoso ou com problemas comportamentais, bem como elencar dificuldades na vida pessoal que estão ou não interferindo em seu desempenho. Nas diversas situações em que o profissional se vê mobilizado, o psicólogo se coloca perante o importante papel de orientar, encaminhar e oferecer suporte psicológico pontual, sendo essa outra demanda de atuação, além da referente ao atendimento de pacientes e familiares.

Para exemplificar esse modelo de atendimento, relataremos uma situação em que o profissional se viu envolvido com o diagnóstico de câncer de um membro de sua família, o que fez despertar a necessidade, por parte dele, de acolhimento perante o impacto do diagnóstico na família e orientação sobre como abordá-lo com o irmão mais novo. O acolhimento e orientação realizados pelo psicólogo da unidade promoveram contato desse profissional com suas próprias limitações diante do adoecimento, revisão de seus conceitos em relação à doença e a sua própria identificação com familiares de pacientes que já acompanhou. Foram feitos questionamentos acerca da atuação profissional e de como lidaria com essa identificação em relação a sua vida pessoal. Esses foram alguns pontos abordados durante os contatos com o psicólogo da área, e o objetivo foi fortalecê-lo diante da situação vivenciada e atentar para que buscasse acompanhamento psicológico externo. Dessa forma, esse exemplo serve para ilustrar as diferentes situações em que o profissional da área de oncologia pode se ver imerso, conflitando muitas vezes com sua atuação na área, dada a experiência no contato com os pacientes e com os diversos casos assistidos.

Considera-se a importância do reconhecimento do cuidado pelo psicólogo da área e igualmente pela Instituição, com ações que contemplem espaço ao profissional, para enfrentamento do sofrimento psíquico e a fim de evitar doenças ocupacionais, seja por meio de suporte psicológico sistematizado a esses profissionais na própria instituição ou em local onde possam ser assistidos.

≡ O trabalho em grupo

O grupo se constitui por indivíduos que trazem diferentes características e estão em torno de um mesmo tema ou objetivo, sendo esse o elo que os une.

Para se formar um grupo, é necessário que os indivíduos se percebam como tendo uma mesma motivação para estarem juntos. Sob a ótica da sociologia, a definição de grupo é um sistema de relações sociais e de interações recorrentes entre pessoas; sendo assim, os grupos podem ser de natureza formal ou informal. Os de natureza formal são aqueles que são definidos pela estrutura da organização, com atribuições de trabalho que estabelecem tarefas. Nesse grupo, o comportamento das pessoas é estipulado e dirigido em função das metas organizacionais ou em função de um objetivo comum. Os grupos de natureza informal são aqueles formados por alianças que não são estruturadas formalmente e nem determinadas pela organização. Esses grupos têm por característica sua formação espontânea dentro do ambiente de trabalho e que surgem em resposta à necessidade de contato social. Uma das características do trabalho em grupo é a dinâmica estabelecida entre os membros do grupo. Em todo grupo existe um código de como se comportar, sobre o que e como falar etc., e esses valores podem ser transmitidos de maneira escrita ou verbal, ou ainda ser passados por meio da cultura do local onde o grupo se insere. Dessa maneira, é possível afirmar que em um grupo ocorre a dramatização dos conflitos individuais, e as transferências se dão de várias maneiras. Observa-se que, nos grupos, sejam eles formais ou informais, em muitos momentos, é feito um pacto do silêncio, e ele aparece a partir da necessidade de manutenção da estrutura daquele grupo, e, na medida em que se desfaz o pacto atual, outro é formado. Isso é natural entre os grupos e podemos dizer que é um mecanismo de defesa daquele grupo; entretanto, é preciso evitar a cristalização dos pactos, pois a cristalização gera o adoecimento grupal[1].

Em todo grupo existe a posição de líder, e, sendo essa posição formal ou não, esse líder é revestido de uma série de pretensões do grupo. No caso de haver uma posição de líder formal, é necessária a realização de uma tarefa pelo grupo que consiste em desidealizar o líder, entretanto, expectativas idealizadas são fundamentais para que as pessoas venham ao grupo, sendo assim, o movimento do grupo é sair do *Eu ideal* (momento narcísico), em que cada indivíduo está voltado para si mesmo, para passar à posição de *Ideal do Eu*. Esse mecanismo ocorre mediante movimentos de castração, que obrigam a afastar da consciência os impulsos compatíveis com os padrões do narcisismo, para que ele possa participar do grupo, sabendo que irá se realizar narcisicamente por meio deste movimento, mas também que poderá pagar um preço por essa realização, ou seja, a recompensa da atividade no grupo é percebida, mesmo em detrimento de ter que abdicar da posição narcísica. A técnica de condução de grupo sofre mudanças dependendo do modelo adotado, e a tarefa do coordenador assumirá diferentes papéis de acordo com o objetivo e modelo do grupo. Um líder tem a capacidade de fazer intermediações, portanto, o grupo é um dispositivo de trabalho que permite intervenções.

☰ Modelos de trabalho com grupos

Existem vários modelos de grupo, podendo ser abertos ou fechados. Denomina-se grupo aberto aquele em que é permitida a entrada de novos integrantes a cada sessão, e grupo fechado aquele em que existe um contrato de trabalho prévio com os integrantes e não é permitido o ingresso de novos participantes a cada sessão. O grupo pode durar somente uma sessão como pode ter uma meta de tempo para sua duração.

Outra divisão possível é por meio dos grupos homogêneos (pertencentes a uma mesma classe, por exemplo, alcoólatras, mesma unidade de trabalho) e heterogêneos (pessoas de várias idades, nacionalidades, sem algo em comum).

Eles podem variar também com relação ao propósito: nos grupos terapêuticos, a função do coordenador é interpretar os aspectos inconscientes, podendo também assumir diferentes formas de trabalho, como veremos a seguir. Nos grupos psicopedagógicos, além da função terapêutica, existe também a intenção de orientar e promover a educação dos membros sobre determinado tema.

■ Grupos terapêuticos

Os grupos terapêuticos consistem na participação de dois ou mais membros em sessões terapêuticas em que há o esforço para resolver problemas comuns entre os membros. Nos grupos terapêuticos, podem existir duas formas: uma de um grupo natural, em que a composição do grupo já existe, por exemplo, um grupo familiar ou de um grupo sintético no qual as pessoas são estranhas e o relacionamento mútuo é novo. O grupo precisa, além de um cenário abstrato, de um espaço concreto para que haja interação livre e espontânea dos participantes. A busca por um grupo terapêutico se dá para alívio ou diminuição de sintomas, desenvolvimento pessoal ou autoconhecimento.

Em um grupo terapêutico, o paciente é um agente terapêutico para outros integrantes do grupo. É importante que o terapeuta forme grupos eficazes para os participantes, pois a interação terapêutica pode ser benéfica ou prejudicial dependendo de como se dá a formação do grupo[1].

■ Grupo operativo

Os grupos operativos, ou grupos Balint, tem ênfase na aliança terapêutica que deve existir entre profissional e paciente para que haja um bom atendimento. Essa modalidade de grupo foi criada por Michael Balint em 1945, a partir de sua pesquisa com assistentes sociais que atendiam famílias em Londres. O objetivo dessa modalidade de grupo é proporcionar um espaço mediado por um coordenador para compreensão dos aspectos psíquicos envolvidos no atendimento do paciente e, dessa forma, ampliar a capacidade terapêutica do médico. Segundo ele, para que ocorra um bom atendimento ao paciente, é necessário que o profissional esteja atento às suas manifestações racionais e irracionais, realísticas e irrealísticas, maduras e infantis, conscientes e inconscientes[2].

■ Grupo focal

Esse tipo de grupo tem por objetivo dialogar sobre um tema particular, ao receber estímulos apropriados para o debate. A tarefa do mediador do grupo é proporcionar o desenvolvimento da interação grupal, favorecer a troca entre os participantes, descobertas e participações comprometidas. Outro aspecto do grupo é a descontração para os participantes responderem às questões em grupo, ao invés de individualmente. Essa técnica facilita a formação de ideias novas e originais e dá a oportunidade de interpretar crenças, valores, conceitos, conflitos, confrontos e pontos de vista, possibilitando compreender a relação do tema com o cotidiano.

Assim como o grupo operativo precisa escolher antecipadamente um tema para ser trabalhado, esse tipo de intervenção é bastante útil, a partir de constatações objetivas sobre situações-problema que desencadeiam a desmotivação em determinado grupo, podendo ser facilitador na medida em que a mensagem que aparece traz o ponto de vista grupal, e não individual[3].

■ Grupo de reflexão

O grupo de reflexão é uma modalidade dos grupos operativos, entretanto, não há um tema prefixado para se trabalhar, deixando espaço para projeções e a construção dos temas pelos próprios participantes. O propósito desse tipo de trabalho é promover a diminuição da ansiedade, mostrar temas manifestos, explicitar conflitos que dificultam o trabalho e explicitar as leis de funcionamento de grupos, implícitas nas dramatizações inconscientes. Não existe grupo de reflexão sobre um tema específico, por exemplo, grupo de reflexão sobre a Aids ou sobre hipertensão; para temas específicos, trabalha-se com grupos de discussão. O processo de aprendizagem do grupo, suas formas de manejo e modo de construção do conhecimento são aspectos que diferenciam esse tipo de grupo em relação aos grupos operativos[4].

Por meio desse tipo de grupo, propõe-se uma reflexão da prática clínica cotidiana, permitindo que o profissional compreenda os conflitos estabelecidos, as dificuldades e formas de melhor enfrentamento das situações apresentadas[2].

≡ Experiência de trabalho com grupo na unidade de cuidados paliativos

A solicitação de desenvolvimento desse grupo deu-se mediante a percepção da liderança da unidade, que notava dificuldades de relacionamento entre os profissionais de um determinado turno de trabalho, que, por sua vez, causavam impacto negativo no atendimento dos pacientes.

Nesse contexto de trabalho, a opção foi trabalhar com grupos de reflexão, para que houvesse a possibilidade de cada membro falar sobre suas experiências e ao mesmo tempo escutar a vivência do outro integrante, promovendo a reflexão de cada indivíduo. Foram propostos três encontros, mediados por duas psicólogas, para compreender a demanda do grupo. A hipótese inicial, construída por meio do motivo da solicitação da liderança, era de que os membros do grupo tinham dificuldades para trabalhar em equipe, devido a características de personalidade individuais.

Foi observado no decorrer do trabalho com o grupo que havia outros problemas que permeavam esse grupo de trabalho, como: falta de uma boa comunicação entre liderança e equipe e entre os profissionais deste turno, sentimento de serem preteridos pela liderança em relação aos demais turnos de trabalho, e queixas sobre a falta de conhecimento da dinâmica da unidade neste turno de trabalho, que se tornou a tônica de discussão do encontro subsequente.

Algumas das queixas estavam relacionadas com a divisão de cuidados dos leitos entre os turnos de trabalho, questões relacionadas à continuidade da assistência entre os turnos, sentimento de abandono pela liderança. Com relação ao trabalho em equipe desse grupo, havia uma percepção, por alguns profissionais, de formação de subgrupos, e eles se ajudavam, mas não ofereciam ajuda aos demais colegas, mesmo estando mais livres em alguns momentos. Outros integrantes afirmavam que não percebiam essa divisão e que, se houvesse um pedido, eles poderiam auxiliar.

Falaram a respeito das dificuldades com os pacientes e das exigências do trabalho. Uma das reflexões propostas foi para que eles pensassem a respeito de como era trabalhar naquela unidade, pois as características do paciente e familiar não mudariam. Outra questão foi de como eles poderiam melhorar o relacionamento profissional entre eles.

No último encontro, foi realizado o fechamento desta reflexão, que culminou na formação de um grupo de WhatsApp para que eles pudessem se comunicar melhor durante o plantão, e outra proposta foi a de conversar com a liderança para que eles também pudessem ser ouvidos e pudessem lidar

com o sentimento de serem preteridos em relação ao outro turno de trabalho.

Essa experiência possibilitou diagnosticar o que acontecia com esse grupo e, a partir desses três encontros, a equipe pôde refletir e propor algumas alternativas para melhorar o relacionamento e tomar a iniciativa de se apropriarem das dificuldades e cuidarem delas.

≡ Experiência de trabalho em grupo nos ambulatórios de quimioterapia e radioterapia

Outra experiência realizada foi a proposição de um grupo para os profissionais que trabalhavam nos ambulatórios de quimioterapia e radioterapia, com objetivo de minimizar o estresse e a sobrecarga de trabalho relacionada à profissão.

Foi proposto um grupo de reflexão, no qual não se predetermina um tema específico para se conversar, o tema é suscitado pelos integrantes e propicia um espaço para falar sobre os anseios e dificuldades com relação à experiência pessoal sobre cuidar do paciente oncológico e escutar a vivência do outro integrante, possibilitando a reflexão de cada indivíduo a respeito do tema abordado e ajudando o profissional a lidar de forma mais saudável com as dificuldades inerentes ao trabalho realizado.

O grupo foi intermediado pelas duas psicólogas do Ambulatório de Radioterapia e Quimioterapia e, no primeiro encontro, foi estabelecido que cada grupo teria a duração de três encontros com frequência semanal, cada um com duração de 60 minutos. O profissional deveria se comprometer a participar dos três encontros, e o grupo não poderia ser alterado até o final do terceiro encontro. Os grupos eram compostos, em sua maioria, por profissionais da enfermagem, auxiliares administrativos e nutricionistas.

Entre os temas abordados, aquele que ficou mais evidente foi a dificuldade no relacionamento interpessoal, especificamente entre as especialidades. Durante os encontros, foi possível observar que os elementos trazidos diziam respeito à falta de conhecimento da função de cada profissional, o que dificultava a compreensão das possibilidades e limites da atuação. Observou-se que, em um primeiro momento, as demandas levadas pela equipe pareciam ser somente identificadas como algo que gerava um desconforto, sem a compreensão do impacto que isso gerava nas relações, bem como na implicação que ele teria nesse processo.

Por meio do espaço proporcionado, os profissionais puderam apropriar-se dos pontos levantados, posicionando-se como responsáveis pelas mudanças que percebiam como necessárias. A partir do movimento de escuta entre os integrantes, da organização e do controle das questões evidenciadas, o grupo pôde se instrumentalizar para lidar com as dificuldades inerentes à rotina mediante o conhecimento das especificidades de cada especialidade, diminuindo o estresse no trabalho, além de poder oferecer um suporte para quem cuida de maneira eficiente e humanizada do paciente e de seus familiares, ou seja, proporcionar o cuidado para quem cuida.

≡ Considerações finais

Prover o cuidado a pacientes oncológicos pode ser uma tarefa difícil em determinados momentos da vida e, dependendo das condições do profissional, ele pode experienciar sobrecarga e estresse relacionados a esses cuidados.

A atenção com o aspecto psicossocial desses profissionais é essencial para que haja prevenção com relação ao adoecimento psíquico do indivíduo. Além disso, a possibilidade de compartilhar suas vivências, seja individualmente ou em grupo, proporciona a compreensão dos fenômenos psíquicos por todos os envolvidos.

Ao proporcionar um espaço que promove a fala e a troca de experiências entre a equipe, é possível viabilizar ressignificações relacionadas às vivências do trabalho e minimizar a sobrecarga relacionada às questões profissionais.

≡ Referências

1. Moreno, Jacob Levy. Psicoterapia de grupo e psicodrama. São Paulo: Mestre Jou; 1993. 377p.
2. Nogueira-Martins LA. Saúde mental dos profissionais de saúde. Rev. Bras. Med. Trab. Belo Horizonte. 2003;1(1):56-68.
3. Bomfim LA. Grupos focais: conceitos, procedimentos e reflexões baseadas em experiências com o uso da técnica em pesquisas de saúde. Physis Rev. Saúde Coletiva [Internet]. 2009;19(3):777-96. Available from: http://www.scielo.br/pdf/physis/v19n3/a13v19n3.pdf.
4. Guanaes C, Mattos ARR. O grupo de reflexão na formação do profissional de saúde: um enfoque construcionista social. Gerais Rev. Interinstitucional Psicol. 2008;1(1):79-85.

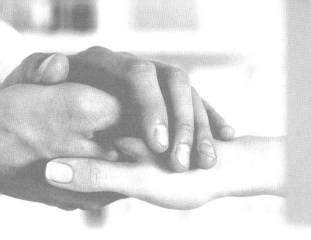

Capítulo 12

Marcus Vinícius Rezende Fagundes Netto
Bernard Prado
Monique Sedlmaier França

A seleção dos candidatos à residência médica em oncologia e a psicanálise

≡ Introdução

O programa de residência médica em cancerologia clínica do Hospital Israelita Albert Einstein (HIAE) foi credenciado pelo Ministério da Educação em 31 de outubro de 2007, tendo iniciado suas atividades no ano de 2008. Durante esses quase 11 anos de existência e como resultado natural de um processo constante de aprimoramento e atualização, o programa foi gradualmente sendo modificado, sob os aspectos organizacional, estrutural e didático, a fim de formar profissionais atualizados e com as competências necessárias para exercer oncologia de excelência. Atualmente, os candidatos que preenchem as quatro vagas anuais disponíveis têm a oportunidade de ser expostos, ao longo dos três anos de residência, a uma formação prática em ambiente assistencial privado (Hospital Israelita Albert Einstein, Unidade Morumbi) e público (Hospital Municipal Vila Santa Catarina), além de usufruir de um conteúdo educacional didático-teórico, que inclui reuniões multidisciplinares, discussão de casos clínicos e artigos científicos, aulas expositivas e treinamento em pesquisa clínica[1].

O currículo de formação do médico-residente em oncologia clínica do HIAE baseia-se no programa de Residência Médica em Cancerologia Clínica da Sociedade Brasileira de Oncologia Clínica e no currículo global integrado das sociedades americana (American Society of Clinical Oncology – ASCO) e europeia (European Society of Medical Oncology – ESMO) de oncologia clínica, endossado pela própria Sociedade Brasileira de Oncologia Clínica e por outras 48 sociedades de profissionais da oncologia do mundo todo[2-3]. Esses documentos recomendam padrões de habilidades e conhecimentos teóricos e práticos a serem desenvolvidos pelo residente em diversas áreas da oncologia, como biologia tumoral, imunologia, patologia, rastreamento, prevenção e tratamento das neoplasias, além de comunicação, bioética, aspectos psicossociais do câncer, entre outras[3]. Destacamos duas dessas áreas devido a sua importância crescente e interesse particular deste capítulo: aspecto psicossocial do câncer e comunicação.

Ao longo de toda sua trajetória, a doença oncológica exerce grande impacto psicossocial na vida do doente e de seus familiares[4]. Alterações na imagem corporal, declínio funcional, distúrbios de concentração e memória, interferência nos relacionamentos sociais, na sexualidade e nas atividades diárias de vida são consequências do câncer que podem resultar em sintomas ou verdadeiras condições psicopatológicas, como desordens de ajustamento, depressão maior e menor, transtornos de ansiedade e distúrbios sexuais (ex. perda de libido), que apresentam prevalência variável, podendo chegar a 52%[5]. Por conta disso, *guidelines* como o do National Cancer Center Network e o currículo global da ASCO/ESMO reconhecem a importância de oncologistas e residentes de oncologia identificarem e manejarem adequadamente os problemas psicossociais do paciente oncológico[36].

De maneira semelhante, o desenvolvimento de habilidades de comunicação é fundamental para o exercício da oncologia. O esclarecimento do paciente e familiares sobre o diagnóstico, riscos e benefícios de intervenções e tratamentos, bem como discussões sobre os objetivos do cuidado, prognóstico, preferências de fim de vida e comunicação de más notícias constituem parte integral da prática oncológica[7]. Uma comunicação eficaz, centrada no paciente, pode, inclusive, influenciar desfechos clínicos como aderência ao tratamento, controle de dor, satisfação do paciente e resposta emocional à más notícias[89], razão pela qual a ASCO recentemente publicou um documento de consenso para orientar os oncologistas sobre como fazer bom uso de estratégias de comunicação a fim de aprimorar a relação com pacientes e familiares[10].

Considerando a relevância das duas áreas anteriormente citadas na formação do oncologista e de qualquer profissional médico, descrevemos a seguir como o envolvimento da equipe da psicologia auxiliou no incremento da valorização dessas competências durante a seleção de candidatos à residência.

≡ O processo de seleção...

Até o ano de 2015, a pontuação no processo seletivo para residência médica do HIAE era distribuída da seguinte forma: 50% prova teórica, 40% prova prática e 10% entrevista. No caso do programa de cancerologia clínica, a prova teórica consistia em questões de múltipla escolha sobre clínica médica, enquanto a prova prática era estruturada seguindo os moldes do Objective Structured Clinical Examination (OSCE)[10]. O OSCE é um teste com base em desempenho que permite a avaliação padronizada das habilidades clínicas do candidato. Foi descrito pela primeira vez por Harden em 1975 e tem sido amplamente estudado e adotado por instituições de educação. Durante um OSCE, espera-se que os candidatos realizem uma variedade de tarefas clínicas em um ambiente de simulação enquanto estão sendo avaliados por examinadores que utilizam instrumentos de classificação padronizados. Tipicamente, os candidatos revezam por uma série de estações em que eles devem interagir com um ator treinado, que simula ser um paciente. Manequins e modelos de simulação também são usados nos OSCEs. Para cada interação, os candidatos são convidados a demonstrar habilidades relacionadas, por exemplo, à realização de um exame físico, obtenção de uma história clínica, interpretação de dados ou gerenciamento de uma questão médica emergente. Além disso, uma estação também pode avaliar aspectos de comunicação efetiva ou a capacidade de mostrar profissionalismo. Os examinadores avaliam o desempenho dos candidatos utilizando listas de verificação específicas para cada estação e/ou escalas de classificação. Por fim, contemplando 10% do valor total do processo seletivo, era realizada uma entrevista, na qual o histórico acadêmico, currículo, postura e motivação eram avaliados.

Apesar de o modelo previamente descrito incluir diversas formas de avaliação do candidato, na prática observava-se que o conhecimento médico teórico era muito mais valorizado do que competências psicossociais e de comunicação dos candidatos, evidenciando um claro desequilíbrio na avaliação das diferentes áreas de habilidade. Dessa forma, num intuito de corrigir essa discrepância e identificar candidatos com perfil potencial para o desenvolvimento de aptidões psicossociais, relacionais e de comunicação, a coordenação da residência em cancerologia clínica decidiu incluir um representante da equipe da psicologia no processo de seleção dos residentes de 2016. A experiência com esse modelo de entrevista foi bastante positiva, mas, como a etapa que incluía a participação da psicologia valia apenas 10% da nota total do processo seletivo, o impacto de uma melhor pontuação na entrevista ainda era pequeno.

No ano de 2017, em congruência com o que fora implementado na seleção dos candidatos à cancerologia clínica, a Comissão de Residência Médica (Coreme) do HIAE adotou medidas para minimizar o desequilíbrio de valorização entre as diferentes áreas de aptidão, mudanças que foram incluídas nos processos de seleção de todas as especialidades. A prova teórica continuou a existir e a valer 50% dos pontos. Entretanto, tanto nas estações do OSCE quanto na entrevista, aspectos não cognitivos passaram a ser mais valorizados. Assim, a pontuação nas estações do OSCE continuou representando 40% do total da nota do processo seletivo, porém, por meio do *checklist* estruturado e da escala de competências, os candidatos receberam notas respeitando novas proporções, da seguinte maneira: 30% dos pontos para aspectos técnicos e 70% para outras competências, como comunicação e competências psicossociais. De modo semelhante, a entrevista continuou a valer 10% da nota final, mas metade da nota dessa etapa foi atribuída analisando-se as habilidades não cognitivas dos candidatos.

≡ ... e a psicanálise

Inventada por Sigmund Freud, a psicanálise, que é, ao mesmo tempo, uma teoria a respeito do funcionamento psíquico, uma

terapêutica e um método de pesquisa, parte da premissa de que somos atravessados pelo inconsciente e, portanto, determinados por essa instância preponderante do aparelho psíquico[11].

Com isso, a maneira como cada um lida com essa determinação é sempre singular, não podendo ser classificada como correta ou incorreta, adequada ou inadequada, boa ou ruim. Esses predicativos servem para avaliar, a partir da lógica da consciência, um indivíduo, mas que não podem ser atribuídos ao sujeito do inconsciente, sempre sem qualidades, já que é efeito de linguagem[12].

Atrelado a isso, tendo sua práxis regida por uma ética que não coincide com a ética aristotélica, ou seja, aquela que estabelece um ideal de conduta por meio de um juízo de valor[13], a psicanálise aplicada à avaliação de candidatos em um processo de seleção de residentes médicos pode gerar estranhamento e até mesmo indignação. Afinal, em um primeiro momento, esse poderia ser um uso indevido da psicanálise, podendo, portanto, ser considerado uma impostura, tanto do ponto de vista teórico quanto ético.

Se algo na psicanálise se aproxima de um processo avaliativo, isso diz respeito ao tratamento de ensaio proposto por Freud ou às entrevistas preliminares de Lacan. Esse momento anterior a uma análise propriamente dita tem como objetivo possibilitar a transferência e engendrar uma aposta diagnóstica entre neurose e psicose, com vistas a traçar as coordenadas de um tratamento. Todavia, a avaliação que aqui tratamos não se confunde com as entrevistas preliminares e muito menos tenciona que a presença do analista possa viabilizar um efeito terapêutico que essa produz, ou seja, o objetivo aqui não é estabelecer um tratamento, uma terapêutica.

O que aqui se apresenta é o relato da experiência de um psicanalista e a tentativa de uma formalização *a posteriori,* que é fruto da aposta de que algo da psicanálise poderia fazer função nesse contexto, função essa que diz de dar lugar ao real, de *des-completar,* não sucumbindo, assim, à tentativa de se estabelecer ao ideal, ao fazer Um.

Assim, no âmbito hospitalar, assim como em qualquer instituição, o analista deve deixar que o real da clínica toque sua prática. Ou seja, o real da clínica manifesta-se tanto por meio dos fenômenos clínicos como também na tensão entre o Bem de todos/para todos e aquilo que diz do singular e resiste a generalizações[14].

Dessa forma, é nesse entre, nessa brecha, que o trabalho do analista no hospital se torna possível. Procura-se uma brecha na fala dos pacientes, mas também na fala da equipe, no funcionamento da instituição e até mesmo em seus significantes-mestres. Mas o que chamamos de brecha, onde a encontramos e como a produzimos? Essas brechas encontram-se nas situações do cotidiano, em que se percebem pontos de "não relação" com o contexto simbólico da instituição nas quais o real aparece[14].

Levando-se em conta que a oncologia é uma área na qual a morte – representação máxima do real – se impõe com bastante frequência, muitas vezes o residente médico irá se deparar com situações que dizem de uma tentativa ilusória de controlar a morte. Por exemplo, a utilização de tratamentos que prolongam muito mais o processo de morte e de sofrimento do que a vida de pacientes não é incomum. Dessa forma, na tentativa de evitar a morte, produz-se uma morte em vida. Com isso, seja a morte do corpo, seja morte simbólica, o que se revela em situações como essa é a impossibilidade de evitá-la. Assim, a partir da proposta de uma situação hipotética, o candidato é convidado a dizer qual seria sua posição diante de do estabelecimento de um tratamento fútil proposto pelo médico responsável pelo caso. Aqui, não há uma resposta correta! O que se procura é a surpresa, a hesitação, o estranhamento diante da tentativa de evitar a morte a qualquer custo...

Além disso, deve-se levar também em consideração que os candidatos à residência em Cancerologia Clínica já fizeram a residência em Clínica Médica. Dessa forma, há um pré-requisito de que o candidato tenha um percurso clínico. Essa, como veremos, não é qualquer exigência, afinal, o que seria a clínica, essa especialidade que o candidato deve ter para poder se candidatar ao processo de seleção?

Partindo da tese de Foucault[15], a invenção da clínica está ligada à invenção de um olhar. Esse novo olhar, por sua vez, relaciona-se também a um novo lugar dado ao corpo. Ou seja, se antes o corpo era sagrado e, com isso, o corpo morto, o cadáver, não podia ser manipulado, no final do século XVIII e início do século XIX, com o método anatomo-clínico, o cadáver é elevado "ao estatuto de fenômeno real e de texto; objeto de análise e livro aberto à leitura dos processos de vida, da doença e da morte"[16]. Dessa forma, clinicar é dobrar-se, inclinar-se diante do leito do paciente e interpretar os sinais significativos de seu corpo. Em outras palavras, aplicar sobre este corpo um determinado olhar e derivar dele um conjunto de operações[17].

Entretanto, cabe aqui uma pergunta: essas operações derivadas do olhar sobre o corpo seriam apenas aquelas relativas à ausculta do corpo? Seria a escuta também uma dimensão da clínica? Ora, essa pergunta nos remete a descobertas freudianas naquilo que se refere à relação médico-paciente e, portanto, ao fenômeno clínico considerado por ele a mola propulsora para o tratamento: a transferência. Atrelado a isso, ao escutar os pacientes histéricos, o que ficava claro para Freud é o quanto o corpo não se reduz ao organismo e que o sintoma que ali se apresentava não era sensível à ausculta, mas, sim, à escuta, que, por sua vez, possibilitava a precipitação do conflito psíquico, configurado a partir da posição subjetiva do paciente[18].

Tendo isso em vista, se o manual do candidato à residência médica em Cancerologia

Clínica atesta que o candidato deve dar provas de habilidades técnicas, mas também demonstrar conhecimento com relação a "comunicação e competências psicossociais", podemos apostar que, nesse sentido, a psicanálise pode dar contribuições importantes no processo de seleção de residentes. Afinal, será que o candidato à residência está avisado da importância dos aspectos subjetivos do paciente e do quanto eles se reatualizam na relação transferencial?

Obviamente, a psicanálise tem um lugar muito tímido na formação médica, estando presente, geralmente, em disciplinas como a de Psicologia Médica. Portanto, não é possível esperar que o candidato tenha claro para si seja o conceito de transferência, seja o impacto que a posição subjetiva do sujeito pode ter na condução do tratamento médico.

Entretanto, a partir de nossa experiência, ao escutar o candidato, observa-se que é possível perceber se ele é ao menos sensível à importância da relação médico-paciente e do quanto a inclusão da subjetividade tem um papel fundamental na condução do tratamento. Entretanto, para além de ter notícias da transferência como dado clínico e que, com isso, deve ser considerado no tratamento do paciente, outro ponto a ser observado é a suposição de saber que o candidato faz ao programa de residência e/ou ao hospital onde ele acontece.

Assim, se Freud foi capaz de reconhecer o fenômeno da transferência, Lacan o atrelou à suposição de saber. Ou seja, positiva ou negativa, a transferência é eminentemente de saber[19]. Dessa forma, foi ficando claro ao longo dos anos que a suposição de saber ao programa e/ou à instituição possibilita o estabelecimento de transferência de trabalho tanto com o próprio programa quanto com aqueles que dele fazem parte. Isso, por sua vez, faz com que os então residentes se coloquem em trabalho, dando peso à palavra do Outro institucional. Evidentemente, o que se

espera não é uma posição de completa alienação ao Outro, mas de uma possibilidade de trabalho que não se dá sem transferência.

☰ Concluindo, deixando a desejar...

Sigmund Freud, em seu artigo *Sobre o ensino da psicanálise na universidade*, e Jacques Lacan, em sua conferência *O lugar da psicanálise na medicina*, cada um a sua maneira, discutem sobre as possíveis contribuições da psicanálise para a formação e para a clínica médica, bem como chamam atenção para as possibilidades e limites que tangem a articulação entre essas duas disciplinas[20-21].

Assim, se o primeiro chama atenção para o fato de que a universidade não seria um lugar de formação de futuros psicanalistas, mas aposta que a compreensão de alguns conceitos fundamentais da psicanálise, como o de inconsciente e transferência, poderiam trazer frescor à formação médica, Lacan, por sua vez, aponta a transferência como fenômeno clínico do qual o médico não deve se furtar[20-21].

Nesse sentido, a partir de nossa experiência, que ainda está em construção, observamos que a escuta psicanalítica pode dar contribuições importantes durante o processo seletivo para a residência médica em oncologia, uma vez que dá lugar à transferência como fato clínico ao qual o trabalho com o paciente e aquele realizado no programa está condicionado.

Além disso, a morte – representante maior da castração simbólica – se impõe com frequência no cotidiano do médico-residente. Por isso, é importante perceber como ele se posiciona diante dela e, muitas vezes, da impossibilidade de evitá-la, a despeito de todos os avanços técnico-científicos na oncologia.

Finalmente, por considerar que algo do corpo escapa ao saber médico, justamente por ele não se equivaler ao organismo, a psicanálise faz com que a subjetividade não seja excluída da cena médica.

Entretanto, o processo seletivo para a residência médica de oncologia e de outras especialidades do HIAE está em contínua transformação. Por isso, cabe ressaltar que não pretendemos aqui estabelecer um ideal, um universal naquilo que concerne à participação da psicanálise em um processo de seleção de residentes médicos. Além disso, estruturalmente, entendemos que há mudanças que facilitariam a atuação de um psicanalista nesse processo. Assim, uma maior valorização da entrevista em relação a outras etapas da seleção, o aumento do seu tempo de duração e a participação do psicanalista nos cenários comportamentais de simulação que por enquanto são feitos por médicos não só possibilitariam uma escuta mais precisa dos candidatos, mas também demonstrariam o quanto as questões subjetivas inerentes a um caso devem ter a mesma importância que os aspectos médicos, já que ambos fazem parte da clínica e podem determinar a condução do tratamento. Dessa forma, fazem-se necessárias outras apostas e novas formalizações acerca das possíveis contribuições da psicanálise nesse contexto.

☰ Referências

1. Cancerologia Clínica 2018 [Internet]. [cited 2017 nov 9]. Available from: https://www.einstein.br/ensino/residencia/cancerologia_clinica.
2. SBOC endossa atualização do currículo global da ASCO e da ESMO para Oncologia Clínica 2018 [Internet]. 2017. Available from: http://sboc.org.br/noticias/item/131-sboc-endossa-atualizacao-do-curriculo-global-da-asco-e-da-esmo-para-oncologia-clinica.
3. Dittrich C, Kosty M, Jezdic S, Pyle D, Berardi R, Bergh J. et al. ESMO/ASCO recommendations for a Global Curriculum (GC) in medical oncology-edition 2016. Ann Oncol Off J Eur Soc Med Oncol. 2016;27(8):1378-81.
4. Grassi L, Spiegel DRM. Advancing psychosocial care in cancer patients. F1000Research. 2017;6(23).
5. Mehnert A, Hartung TJ, Friedrich M, Vehling S, Brähler E, Härter M et al. One in two cancer patients is significantly distressed: prevalence and indicators of distress. Psychooncology [Internet]. 2017; Available from: http://doi.wiley.com/10.1002/pon.4464.
6. NCCN Clinical Practice guidelines: distress Management. Newtork NCC. 2017.
7. Communication in Cancer Care (PDQ®) – Health Professional Version – [Internet]. National Cancer Institute 2018. 2017. Available from: https://www.cancer.gov/about-cancer/coping/adjusting-to-cancer/communication-hp-pdq#section/_9.
8. Zwingmann J, Baile WF, Schmier JW, Bernhard J, Keller M. Effects of patient-centered communication on anxiety, negative affect, and trust in the physician in delivering a cancer diagnosis: a randomized, experimental study. Cancer. 2017;123(16):3167-75.
9. Venetis MK, Robinson JD, Turkiewicz KLP, Allen M. An evidence base for patient-centered cancer care: A meta-analysis of studies of observed communication between cancer specialists and their patients. Patient Educ Couns. 2009;77(3):379-83.
10. Gilligan T, Coyle N, Frankel RM, Berry DL, Bohlke K, Epstein RM, et al. Patient-clinician communication: American society of clinical oncology consensus guideline. J Clin Oncol. 2017;35(31):3618-32.
11. Jorge MAC, Ferreira NP. Lacan, o grande freudiano. Rio de Janeiro: Jorge Zahar; 2005.
12. Lacan J. O seminário, livro 17: O avesso da psicanálise. Rio de Janeiro: Jorge Zahar; 1992.
13. Lacan J. O seminário, livro 7: a ética da psicanálise. Rio de Janeiro: Jorge Zahar; 2008.
14. Lambert A. A prática lacaniana em instituição. Latusa Digit [Internet]. 2003;3. Available from: http://www.latusa.com.br/pdf_latusa_digital_3_a1.pdf.
15. Foucault M. O nascimento da Clínica. Rio de Janeiro: Forense Universitária; 2006.
16. Barreto FP, Lannini GI. Psicopatologia lacaniana – Semiologia. In: Caldas H, Teixeira A, editors. Psicopatologia lacaniana – Semiologia. Belo Horizonte: Autêntica; 2017. v. 1. p. 304.
17. Dunker CI. Clínica, linguagem e subjetividade. Distúrbios da comun. 2001;12:39-61.
18. Jorge MAC. Fundamentos da psicanálise de Freud a Lacan: a prártica analítica. Rio de Janeiro: Zahar; 2017.
19. Maurano D. A transferência. Rio de Janeiro: Jorge Zahar; 2006.
20. Freud S. Sobre o ensino da psicanálise nas universidades. In: A questão da análise leiga e outros trabalhos. Rio de Janeiro: Imago; 1987.
21. Lacan J. O lugar da psicanálise na medicina. Opção Lacaniana Rev. Bras. Int. psicanálise. 2001;(32).

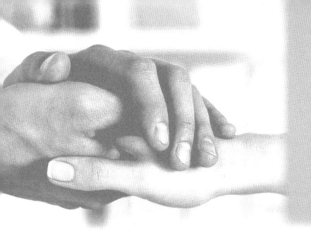

Capítulo 13

Marcus Vinícius Rezende Fagundes Netto
Vladimir Galvão

Grupo com residentes: contribuições da psicanálise para a formação médica

≡ Introdução

Na década de 1950, Michael Balint, psicanalista e médico húngaro, desenvolveu uma série de seminários na clínica Tavistock, em Londres, cujo objetivo era treinar médicos generalistas em pequenos grupos, posteriormente denominados "grupos Balint", e investigar aspectos da prática clínica por meio da discussão de casos que despertassem conflitos a partir da interação entre os médicos e seus pacientes. O interesse por esse tema partiu da observação da dificuldade dos médicos em lidar com aspectos psicológicos de seus doentes, que se atualizavam na relação transferencial. Os principais casos e as reflexões extraídas deles foram reunidos no livro O médico, seu paciente e a doença, publicado em 1955. Balint promoveu um desafio para os médicos de sua época, ao propor a necessidade de uma melhor compreensão e manejo dos fenômenos transferenciais e contratransferenciais na relação médico-paciente[1].

Geralmente, a composição de um grupo Balint (GB) compreende de 6 a 12 participantes, conduzidos por um a dois líderes, e as reuniões ocorrem com uma frequência semanal ou mensal e têm duração de uma a duas horas. Esses grupos, inicialmente desenhados para auxiliar médicos generalistas, foram posteriormente adaptados para incluir médicos em formação, médicos especialistas e outros profissionais. A presença de enfermeiros, psicanalistas e psiquiatras na posição de liderança tem dado lugar para profissionais da área da Psicologia ao longo dos anos[2].

O processo de desenvolvimento do grupo inicia-se com a apresentação de um caso em que tenha sido identificada uma dificuldade no encontro entre o médico e seu paciente. Diferentemente da análise apenas de dados de diagnóstico e tratamento da doença, bem como de informações colhidas por meio de modelos de história clínica tradicionais, os participantes são encorajados a levar em consideração os aspectos subjetivos dos casos. Assim, as dificuldades inicialmente encontradas podem ser colocadas em perspectiva, e o resultado do processo de discussão incorporado na prática clínica[3].

Assim, a Michael Balint cabe o mérito de ter se atentado para o fato de que os efeitos da transferência, bem como a subjetividade, são dados clínicos tão importantes quanto o próprio diagnóstico e a terapêutica estabelecida naquilo que diz respeito à condução do tratamento médico.

Essa marca impressa pelo psicanalista na história da formação médica, já que essa metodologia de trabalho é utilizada em diversas faculdades de medicina ao redor do mundo, parece ter feito eco e ter sido vista como uma primeira alternativa de tratamento para a angústia dos residentes médicos do programa de Cancerologia Clínica do Hospital Israelita Albert Einstein. Dificuldades de atender os pacientes sem a presença dos médicos titulares e assistentes[*], sentimentos de frustração e impotência diante da impossibilidade curativa de um tratamento oncológico e a sensação de não ser mais médico ao entrar no programa da residência delinearam a demanda de propor o chamado grupo Balint como forma de intervenção.

Cabe ressaltar que a teoria que norteia nossa prática é a psicanálise de orientação lacaniana. Dessa forma, o Grupo Balint nos serviu apenas de inspiração para a configuração de uma proposta de trabalho que se circunscrevesse a partir da teoria e ética que embasam nossa escuta, mas também que se propusesse a considerar as especificidades institucionais que muitas vezes não deixam de atravessar a clínica médica e a condução dos tratamentos.

Assim, neste capítulo, temos dois objetivos: 1) discutir os efeitos deste trabalho em grupo com os médicos residentes; e 2) formalizar algo que se deu, em um primeiro momento, como uma invenção, mas que tem se firmado cada vez mais como um espaço de formação médica no programa de residência aqui em questão.

Entretanto, antes disso, é importante darmos um passo atrás, para que primeiramente possamos nos indagar sobre as relações possíveis entre psicanálise e medicina.

---

[*] No Centro de Oncologia e Hematologia do Hospital Israelita Albert Einstein, o corpo clínico é geralmente formado por médicos titulares, aqueles responsáveis pelo paciente, seus assistentes e os residentes médicos.

☰ Psicanálise e medicina

A psicanálise ocupa um lugar *extraterritorial* com relação à medicina[6]. Ou seja, está, mas ao mesmo tempo não está no território médico. Entretanto, como alguns podem pensar, essa posição da psicanálise não é exclusiva de nossos tempos, seja pelo advento de outras terapêuticas no âmbito da psicologia que ilusoriamente estariam mais de acordo com a chamada medicina baseada em evidências, seja pela tentativa de equivaler o corpo ao organismo, desconsiderando o determinismo inconsciente.

Sigmund Freud, neurologista e inventor da psicanálise, foi aquele que deu ouvidos ao que insistia, furava, e, portanto, interrogava o saber médico de sua época: a histeria. Ou seja, apesar de ser médico de formação, Freud precisou dar um outro lugar à escuta em sua prática clínica, já que o corpo do paciente histérico apresentava sintomas que não seguiam a cartografia estabelecida pela anatomia e fisiologia e, com isso, ressoava algo que não poderia ser compreendido pela ausculta do médico, mas, sim, pela escuta da palavra. Foi isso, a aposta na cura pela palavra, que possibilitou a Freud chegar ao que fundamentará o que, mais tarde, nomeou de psicanálise. Assim, a descoberta do inconsciente enquanto um saber, a compreensão da função da sexualidade na origem do sofrimento psíquico e a importância da transferência como motor do tratamento analítico serão as bases da psicanálise e, ao mesmo tempo, aquilo que fará um corte entre a clínica médica e a clínica psicanalítica.

Assim, apesar de ter a medicina em sua origem, a psicanálise se impõe como um outro saber. Por outro lado, será justamente essa diferença radical que propiciará uma relação possível entre psicanálise e medicina, que será bastante explorada por um grande admirador de Freud e de suas descobertas[7].

Jacques Lacan, psicanalista francês e responsável por aquilo que chamou de retorno a

Freud, retoma a obra freudiana dando o devido lugar aos conceitos fundamentais da psicanálise, mas também se interroga sobre as possibilidades e limites da relação entre ela e a medicina. Assim, em uma conferência intitulada *O lugar da psicanálise na medicina*, proferida no Collège de Médecine, na La Salpetrière, em Paris, a convite da psiquiatra e psicanalista Jenny Aubry, Lacan discute as possíveis contribuições da psicanálise à medicina. Para o autor, a transferência, o gozo e a diferença radical entre demanda e desejo são dados clínicos que, se levados em consideração pelos médicos, podem dar uma outra tonalidade, bem como uma outra direção a sua prática clínica[6].

Ora, se a psicanálise pode propor questões importantes à clínica médica, isso não seria diferente naquilo que diz respeito à formação.

≡ A psicanálise e a formação médica

Em seu artigo *Sobre o ensino da psicanálise nas universidades*[*], Freud se indaga sobre a pertinência da psicanálise nos currículos das faculdades de medicina e defende a tese de que a psicanálise teria muito a contribuir para a formação médica e de que o estudante de medicina teria muito a aprender *sobre a psicanálise,* naquilo que diz respeito às relações entre o estado mental dos pacientes e o adoecimento físico[8].

> *Essa formação (a médica) tem sido muito justamente criticada nas últimas décadas pela maneira parcial pela qual dirige o estudante para os campos da anatomia, da física, da química, enquanto falha, por outro lado, no esclare-*

---

[*] É importante ressaltar que esse artigo foi originalmente publicado em um periódico médico de Budapeste chamado *Gyógyászat* e compunha uma série de artigos que traziam escritos por outras pessoas e que versavam sobre reformas na educação médica. O interessante é que o título primeiro deste artigo foi "Deve a psicanálise ser ensinada nas universidades?", o que aponta para o questionamento freudiano sobre a possibilidade do ensino da psicanálise nas universidades[8].

> *cimento do significado dos fatores mentais nas diferentes funções vitais, bem como nas doenças e no seu tratamento[8].*

Entretanto, neste mesmo artigo, o autor também defende que o estudante de medicina teria muito a aprender *a partir da psicanálise*, apesar de a universidade não ser um lugar para formação de analistas. Não nos ocuparemos aqui de dissertar sobre a formação do psicanalista, já que esse tema mereceria um estudo à parte. Entretanto, é importante tentarmos compreender a indicação freudiana sobre o lugar da psicanálise nos cursos de medicina. Quando Freud afirma que o estudante de medicina tem muito a aprender *sobre e a partir* da psicanálise, isso significa que, para além de se beneficiar em sua prática clínica de alguns conceitos fundamentais da psicanálise, existe algo que transcende o âmbito do ensino de conceitos e que, para Freud, parecia tocar na relação médico-paciente.

> *Essa deficiência na educação médica faz-se sentir mais tarde numa flagrante falha no conhecimento do médico. Essa falha (...) o tornará inábil no tratamento dos pacientes, de modo que até mesmo charlatões e curandeiros terão mais efeito sobre esses pacientes do que eles[8].*

É curioso notar a comparação que Freud estabelece entre o médico, charlatões e curandeiros. De qual efeito Freud estaria falando que poderia colocar os charlatões e curandeiros à frente do médico? Esse efeito seria decorrente do quê? Ora, aquilo que permeia a relação de quem sofre e supõe um saber a um outro, seja esse o médico, o curandeiro ou o charlatão, é a palavra, que, por sua vez, dependendo de quem a profere, faz com que o sofrimento ganhe um nome, uma representação.

Isso fica claro, por exemplo, no ensaio *A eficácia simbólica*, de Claude Lévi-Strauss, publicado em 1949, no qual o antropólogo demonstra a eficácia da palavra em um ritual de encantamento indígena, cujo objetivo era a cura xamanística das parturientes em sofrimento na tribo dos índios cunas, do Panamá. Assim, o xamã é convocado nas situações em que o parto mostra-se difícil e, por meio de seu canto, possibilita a representação do mal-estar sentido pela parturiente, que então consegue dar à luz[9]. Ou seja, para Freud, haveria algo que os estudantes de medicina poderiam aprender a partir da psicanálise, que possibilitaria que eles reconhecessem a potência simbólica da palavra no tratamento de seus pacientes.

Freud, em seu artigo "Sobre o início do tratamento", estabelecerá uma relação entre o tratamento analítico – naquele momento geralmente feito por médicos – e o jogo de xadrez. Ou seja, assim como no xadrez, no tratamento analítico, seria possível estabelecer as regras de começo e fim, aquilo que se dá entre esses dois momentos seria da ordem no imprevisível e do impossível de se generalizar, uma vez que pertenceria ao âmbito da transferência e, portanto, do caso a caso[10]. Dessa forma, pensando no contexto hospitalar, diante da opacidade do gozo, muitas vezes desvelado na relação do paciente com sua doença e tratamento, e da diferença radical entre demanda e desejo, resta ao médico o manejo da transferência.

Com isso, o grupo com residentes médicos tem como objetivo fazer com que seus membros consigam se localizar na transferência com paciente e familiares, bem como reconhecer os efeitos da transferência estabelecida com o Outro institucional em sua atuação. Dessa forma, apostamos que essa seja uma via possível de trabalho e de transmissão da psicanálise na formação médica.

≡ Grupo com residentes: efeitos de transmissão

O programa de residência em Cancerologia Clínica do HIAE é realizado em três anos por médicos que já fizeram residência em Clínica Médica, em sua maioria, em serviços públicos de saúde. Além disso, a residência se inicia nas enfermarias, local este que os residentes muitas vezes entram em contato direto com pacientes que se encontram fora de uma perspectiva curativa de tratamento, estando em Cuidados Paliativos Exclusivos, ou até mesmo em Cuidados de Fim de Vida.

Ou seja, de saída, esses residentes têm que lidar não só com um ambiente institucional completamente diferente daquele no qual estavam acostumados a transitar, mas também precisam se defrontar a todo momento com a morte e, consequentemente, com um grande sentimento de impotência. Afinal, paradoxalmente, no nosso caso, o médico se encontra em um contexto com recursos técnico-científicos de última geração, mas, ao mesmo tempo, a morte se impõe como um limitador. Assim, se antes, na residência de clínica médica, a limitação era de recursos técnicos e econômicos, agora não há um terceiro que possibilite a simbolização da castração. Quando se têm muitas possibilidades de intervenção, o limite se encontra colado à morte, no Real.

≡ Depois que entrei aqui, vi que as pessoas morrem mesmo. No SUS, parece que se morre porque não tem tratamento – conclui um residente.

Além disso, como o HIAE é um hospital particular e de referência no tratamento oncológico, não é incomum que os médicos titulares sejam aqueles com os quais os residentes já tenham uma transferência de saber, uma vez que eles geralmente têm uma grande representatividade no meio acadêmico, tendo escrito artigos, livros e participado no estabelecimento de *guidelines* e protocolos de tratamento. Entretanto, enquanto médicos, não deixam de se angustiar quando a clínica interroga o saber estabelecido, quando não conseguem manejar seu lugar na transferência na relação médico-paciente ou quando a morte se impõe como efeito de uma intercorrência ou como consequência natural da evolução da doença.

> ☰ Toda vez que entro no quarto ela me dá uma patada. Não consigo entender. Ela é boazinha com todo mundo. Só comigo é assim. Me dá vontade de não entrar mais no quarto – revolta-se uma residente com os efeitos da transferência.
>
> Se só com você é assim, será que você não tem um lugar diferente para ela? Será porque só reconhecemos um lugar de diferença quando sentimos do outro algo bom?
>
> É... a agressividade também é sentimento. Às vezes isso quer dizer alguma coisa, né? – questiona-se outro médico.
>
> Tá bom... vou tentar mais uma vez. Não deve ser comigo – conclui a residente menos angustiada.
>
> Não é com você, mas pode ser para você – aponta o analista.

Ou seja, quando a castração se mostra presente, a suposição de saber é abalada, bem como a transferência de saber, e, com isso, é comum que os residentes recém-chegados se angustiem e relatem um sentimento de impotência. "Se ele (o médico titular) não sabe, como é que eu vou saber?" – essa é uma pergunta recorrente. Nessa situação, não é incomum que os residentes que já participam do grupo há algum tempo e estão em um outro momento da residência consigam não só acolher a angústia daqueles que estão iniciando, mas também apontar o que é possível saber, já que todos passaram pela residência em clínica médica.

> ☰ A enfermagem acha que não sabemos nada porque somos residentes. Elas estão certas! – diz um médico em tom chistoso, mas nem por isso menos angustiado.

> Não é bem assim. Você é médico! Pode não saber de oncologia, mas sabe muito de clínica. Talvez mais do que os chefes. Demorei para perceber isso. Mas é verdade. Aqui no grupo a gente entende que tem que se apropriar do que temos e do que somos, senão fica muito difícil! – um outro residente se posiciona.

Como se pode perceber, um dos efeitos do grupo que ocorre semanalmente há três anos é a dialetização dos ideais, que geralmente se referem ao hospital e seus recursos, aos médicos titulares e à própria atuação do residente.

Dessa forma, por mais que a queda dos ideais coloque muitas vezes o residente diante do Real, existe a possibilidade de se apropriar não só de um saber, mas de um fazer que lhe é próprio e é fundamental na oncologia – a clínica médica.

Entretanto, para que essas intervenções fossem possíveis, foi necessária a escolha de determinadas coordenadas para a condução do grupo, e elas se encontram ancoradas na tríade que sustentou o ensino de Lacan: o real, o simbólico e o imaginário, registros esses que operam como condição da experiência do humano com a realidade.

Lacan passou praticamente todo o seu ensino precisando tais conceitos e, por isso, não temos a pretensão de neste capítulo fazer um estudo aprofundado do tema. Assim, partiremos de algumas elaborações lacanianas sobre os três registros, com o objetivo de explorar as contribuições da psicanálise lacaniana às práticas de grupo nas instituições de saúde. Dessa forma, uma maneira de abordar os três registros seria pela via da alteridade e pela via do sentido[11].

Naquilo que se refere à alteridade, haveria três modos de apreendê-la: "a alteridade da imagem de si articulada à imagem do semelhante, localizado no campo do imaginário; a alteridade do grande Outro apreendido pelo campo simbólico; e a alteridade do objeto a, o outro pulsional do campo do real"[11].

Com relação ao sentido, pode-se demarcar que o registro do imaginário comporta a univocidade de sentido, é o registro do amor ou do ódio em que não há lugar, por exemplo, para a indiferença. Ou seja, "a imagem apreendida como totalidade faz com que a realidade apareça a partir de um único sentido"[11]. Já no plano simbólico, há lugar para o equívoco, para a polissemia, que problematizam a fixidez da imagem por meio da trama das cadeias significantes. Finalmente, o registro do real é aquele que "resiste a ser apreendido pelo unívoco da imagem e da equivocidade da palavra"[11].

≡ Às vezes eu não quero entrar no quarto por causa do jeito que o marido da paciente me olha. Sempre tive dificuldade com o olhar dos familiares dos pacientes que estão morrendo. Parece que está bravo, me cobrando alguma coisa. – confessa uma residente.

Às vezes ele só está triste. Não dá para saber. – questiona outro residente.

Sim, não dá para saber. E aí o que se pode fazer? – intervém o analista.

Assim, se os registros são o que, em articulação, possibilitam a constituição da realidade humana, as intervenções do analista no trabalho com grupos devem se pautar no campo dos três registros, tendo como coordenada diminuir os efeitos do imaginário, por meio da equivocação promovida pelo simbólico, com vistas a dar lugar ao inapreensível do real. Essa direção tem como um de seus principais efeitos tirar os membros do grupo da insuficiência imaginária diante dos ideais estabelecidos, confrontando-os com aquilo que diz do impossível.

≡ Aqui no grupo aprendi que médico não salva vida – diz uma médica residente em tom de alívio.

Será? O que seria salvar a vida? – questiona o analista.

Salvar a vida não necessariamente é evitar a morte, né? Pode ser dar vida, dar qualidade de vida. – responde outro residente.

Entretanto, cabe ressaltar que, apesar de essa direção de trabalho ter efeitos terapêuticos, eles não se confundem com aqueles decorrentes de um processo psicoterápico. Dessa forma, não se almeja aqui, por meio do grupo, adaptar os membros do grupo a uma nova realidade, a novas exigências relacionadas a um novo ambiente de trabalho e às necessidades do paciente oncológico e seus familiares. O objetivo aqui é outro, e guarda relações com um processo analítico, naquilo que se refere à transmissão de algo da psicanálise. Expliquemo-nos.

Jacques Lacan, em *O saber do psicanalista,* questionar-se-á sobre a posição do psicanalista no ensino e chegará à conclusão de que ela se equipara à posição histérica[12]. Assim, a histeria que, através de um corpo que apresentava sintomas que furavam o saber médico no século XIX, ao mesmo tempo, convocou Freud ao trabalho de inventar a psicanálise, uma vez que denunciava a existência de um saber que se não sabia e que estava na base da formação do sintoma. Dessa forma, os pacientes histéricos, por meio de seus sintomas, transmitiam a existência de um outro saber, que não se relacionava ao conhecimento adquirido por processos cognitivos. A histeria transmitiu e ainda transmite a existência do inconsciente enquanto um saber. Um saber que não se sabe saber. Portanto, a partir de Lacan, a afirmação de Freud sobre a possibilidade de o estudante de medicina aprender algo sobre e a partir da psicanálise nos parece mais clara, ou seja, para a psicanálise, o ensino de conhecimentos não se dá sem transmissão de um "certo" *saber*, que não pode ser pensada sem se levar em conta a transferência. Dessa maneira, a transmissão ocorre:

quando o sujeito (que é sempre sujei-
to do desejo) supõe a um outro o sa-
ber sobre seu desejo (a transferência),
portanto, atribuindo ao outro o poder
de revelar-lhe aquilo que lhe falta (o
objeto a), que o coloca na posição de-
sejante. Se por um lado não há saber
sobre o desejo, é esta posição de depen-
dência em relação ao outro que coloca
o sujeito em condição de participar da
transmissão[13].

Então, o que se transmite em psicanálise? A rigor, a castração. Trazendo para o
nosso contexto – o grupo com residentes em
Cancerologia Clínica – o impossível de tudo
simbolizar, seja por meio do diagnóstico, do
estabelecimento de uma terapêutica ou do
prognóstico. Mas aqui uma pergunta se impõe: o que o residente médico teria a ganhar?
Se pensarmos em ganho pela via do acrésci-
mo, da adição, poderíamos arriscar responder
que não há ganho. Na verdade, há perda.

Assim, o que se percebe, por meio de
cada encontro, é que os residentes perdem,
abrem mão. A cada caso, se dão conta de que
sua atuação é atravessada por um ponto de
impossível, naquilo que diz respeito à tentativa de fazer consistir um ideal de médico, de
instituição, de equipe, de tratamento e até
mesmo de cura.

≡ Ela diz querer melhorar, mas não parece
que é isso que quer mesmo. Parece que
gosta de sofrer. – indigna-se um dos membros do grupo.

Mas por que será que, com todas essas informações, ela se posiciona desse jeito? –
indaga o analista.

Será que isso serve para alguma coisa? –
questiona-se intrigado o médico.

Evidentemente, não se trata de encorajar
uma posição cínica diante dos pontos de im-

possível da clínica. O dito popular que muitas vezes se fez presente no grupo – "aquilo
que não tem solução, solucionado está" – não
cabe aqui. Afinal, não se trata de buscar uma
solução, mas de localizar as possibilidades
que se configuram ante o limite imposto pela
lógica transferencial do caso a caso.

≡ Referências

1. Balint M. The doctor, his patient and the ill-
   ness. 2nd ed. Edinburgh: Churchill Livingstonge;
   2000;268(6866):683-8.
2. Van Roy K, Vanheule S, Inslegers R. Research
   on Balint groups: a literature review. Patient
   Education and Counseling. 2015;98:685-94.
3. Rabin S, Maoz B, Shorer Y, Matalon A. Balint groups
   as "shared care" in the area of mental health in
   primary medicine. v. 6, Mental Health in Family
   Medicine. 2010;139-43.
4. Kjeldmand D, Holmström I. Difficulties in Balint
   groups: a qualitative study of leaders' experiences.
   Br J Gen Pract. 2010;60(580):808-14.
5. Diaz VA, Chessman A, Johnson AH, Brock CD,
   Gavin JK. Balint groups in family medicine residen-
   cy programs: A follow-up study from 1990-2010.
   Fam Med. 2015;47(5):367-72.
6. Lacan J. O lugar da psicanálise na medicina. Opção
   Lacaniana Rev Bras Int. psicanálise. 2001;(32).
7. Jorge MAC, Ferreira NP. Lacan, o grande freudiano. Rio de Janeiro: Jorge Zahar; 2005.
8. Freud S. Sobre o ensino da psicanálise nas universidades. In: A questão da análise leiga e outros trabalhos. Rio de Janeiro: Imago; 1987.
9. Lévi-Strauss C. A eficácia simbólica. In:
   Antropologia estrutural. 1985. p. 201-20.
10. Freud S. O caso Schreber artigos sobre técnica e
    outros trabalhos. In: Edição standard das obras
    psicológicas completas de Sigmund Freud. 1996. p.
    92-190.
11. Cruz I do N. Contribuições da psicanálise laca-
    niana às praticas de grupo nas instituições de
    saúde [Internet]. Universidade de São Paulo;
    2014. Available from: file:///C:/Users/marcusvrfn/
    Downloads/cruz_corrigida.pdf.
12. Lacan J. O saber do psicanalista. Recife: Centro de
    Estudos Freudianos do Recife; 2000.
13. Monteiro EA. Sobre uma especificidade do ensi-
    no da psicanálise na universidade: a formação de
    educadores. In: Colóquio do Lepsi IP/FE-USP, 3.
    Universidade de São Paulo; 2001.

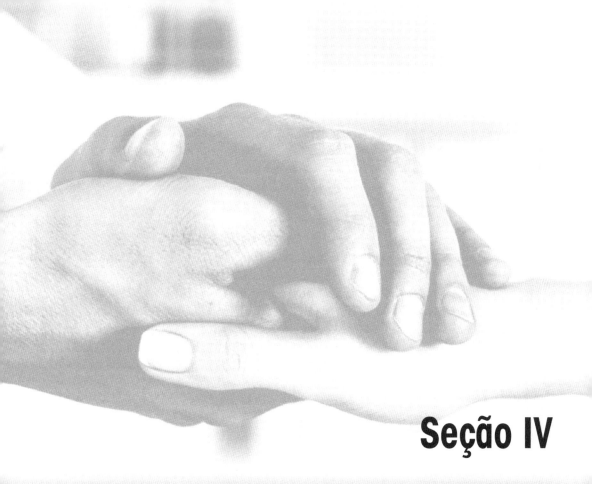

Seção IV

Temas específicos em oncologia

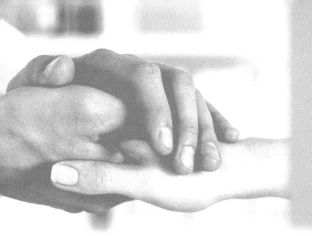

Capítulo 14

Tatiana Bukstein Vainboim

A representação da doença oncológica nas diversas fases da vida

Nas últimas décadas, a Psico-Oncologia, com sua fundamentação, vem ampliando a assistência a pacientes com diversos tipos de câncer. Trata-se de uma área da Psicologia da Saúde voltada ao estudo e à atuação junto aos pacientes portadores de câncer, visando uma abordagem dos aspectos psicológicos envolvidos no adoecimento e no tratamento, incluindo seu contexto familiar e social.

Sabe-se que aumenta a cada ano o número de casos de pacientes portadores de câncer, em todas as faixas etárias. Este capítulo tem por objetivo contemplar a representação da doença oncológica nas diversas fases da vida.

≡ Câncer infantil

De acordo com o Conselho Regional de Medicina do Estado de São Paulo (Cremesp) e a Organização Mundial da Saúde (OMS), a infância é o período que vai de 0 a 10 anos, enquanto a adolescência corresponde à faixa etária entre 10 e 19 anos. A Medicina, cumprindo as diretrizes do Estatuto da Criança e do Adolescente (ECA), considera o atendimento em Pediatria na faixa etária que vai do nascimento até os 18 anos.

Considera-se a infância o período de desenvolvimento inicial da vida de um indivíduo.

A infância e a adolescência são períodos caracterizados pelo desenvolvimento das áreas motora, afetiva e cognitiva, com transformações de ordem biopsicossocial, ou seja, em que devem ser considerados os aspectos biológicos, sociais e psicológicos que atuam de forma simultânea do desenvolvimento humano.

O câncer é destacado como uma das doenças que acarreta grande risco ao desenvolvimento. Apesar de ser considerado raro em comparação ao câncer na fase adulta, o câncer infantil representa a segunda causa de morte entre crianças e adolescentes de 1 a 19 anos de todos os locais do Brasil, correspondendo de 1 a 3% de tumores malignos na maioria das populações[1]. No caso do Brasil que ainda é um país jovem, como foi demonstrado no Censo Demográfico do ano de 2010, 30% da população brasileira encontra-se abaixo dos 19 anos, e a proporção de câncer infantil representa de 3 a 10% do total das neoplasias na população. No Brasil, em 2013, ocorreram 2.835 óbitos por câncer entre crianças e adolescentes de 0 a 19 anos. Assim como nos países desenvolvidos, no Brasil, o câncer representa a segunda causa de mortalidade entre crianças de 0 a 19 anos. A primeira causa está relacionada aos acidentes e à violência (causas externas). O câncer, desse modo, torna-se a primeira causa de mortes (8% do total) por doenças em crianças e adolescentes entre 0 e 19 anos[1]. A taxa de incidência do câncer infantil tem crescido cerca de 1% ao ano[2].

No Brasil, destaca-se o predomínio das leucemias (que afetam os glóbulos brancos) como neoplasias mais frequentes, com maior incidência em crianças com idade de um a quatro anos, atingindo 31,6% do total dos diagnósticos oncológicos realizados na infância e na adolescência. Nos linfomas, a ocorrência é maior em adolescentes de 15 a 18 anos, correspondendo a 35,6% dos casos de câncer. Os tumores do sistema nervoso ocorrem predominantemente em crianças menores de 15 anos, com uma prevalência nos 10 anos, sendo o mais frequente tumor sólido na faixa etária pediátrica[1].

A sobrevida de pacientes com câncer na infância no país está se aproximando a dos países desenvolvidos. Aproximadamente 70 a 80% dos cânceres pediátricos podem ter cura, desde que diagnosticados precocemente e tenham um tratamento adequado. Com o diagnóstico tardio, a doença se encontrará em estágios mais avançados, portanto, menores são as chances de cura e maiores são as sequelas decorrentes dos tratamentos[3].

O tratamento oncológico demanda longos períodos de acompanhamento médico, incluindo internações hospitalares, muitas vezes cirurgias, exposição frequente a procedimentos invasivos, com destaque para radioterapia e quimioterapia, que, por sua vez, implicam efeitos colaterais que debilitam os pacientes. Isso causa um processo de reorganização da dinâmica familiar, exigindo nova adaptação social da família como um todo, enquanto os pais vivem períodos de estresse elevado, nos quais os conflitos tendem a se potencializar. Crianças e adolescentes podem, ainda, vivenciar muito sofrimento, com

possibilidades de sequelas neurológicas, dependendo do tipo de câncer, e às vezes até amputações, além de terem que enfrentar o forte impacto da ameaça de morte em alguns casos[4].

Por todos esses aspectos, considera-se fundamental a intervenção psicológica para os pacientes envolvidos no processo desde o início do diagnóstico, durante o tratamento todo. Uma vez que a família do paciente e os cuidadores familiares "adoecem juntos", a Organização Mundial da Saúde (1990) os considera uma "Unidade de Cuidados". Isto leva à inclusão dos familiares no atendimento, pois não são vistos somente como provedores de cuidados, mas como pacientes de segunda ordem. A ajuda psicológica é considerada essencial, pois são sofredores no seu despreparo perante a doença, na sobrecarga de suas novas funções, possuem medos e angústias. A boa comunicação entre pacientes e familiares é considerada de extrema importância para todos, incluindo a equipe profissional.

No processo de saúde/doença, a família tem papel fundamental no equilíbrio da criança acometida pela doença. Ela pode proporcionar carinho, conforto e segurança e ensinar a criança a entender o que se passa com ela e como enfrentar essa fase complicada. Quando os familiares têm suas necessidades atendidas, sentem-se mais motivados a lutar contra a doença do filho, já que, com a participação efetiva nos cuidados, o nível de ansiedade de ambos diminui e se estabelece uma fonte importante de segurança para a criança[5].

Cabe ressaltar que o câncer pediátrico e seu tratamento implicam uma reorganização do papel da mãe no seio familiar, uma vez que as tarefas domésticas tendem a ser deixadas de lado em virtude das frequentes idas ao hospital, a atenção volta-se quase exclusivamente para o filho doente, e, às vezes, os outros filhos se sentem abandonados[6].

Um estudo mapeou os principais desafios vivenciados por crianças e adolescentes em tratamento oncológico[7]. Na fase pré-escolar, verificou-se a ansiedade de separação ou medo de abandono, que pode ser potencializado quando a família precisa mudar de cidade para realizar tratamento e, assim, distancia-se da rede de apoio social até então conhecida. Como resposta à mobilização emocional, identificaram-se sinais de isolamento, tristeza, agitação, ansiedade, pânico diante de procedimentos, comportamento negativo e descargas emocionais. Já no período de latência, os pacientes sofrem em decorrência da perda da autonomia tão esperada e do senso de controle, com um prejuízo na autoimagem e autoconceito. Esses aspectos podem gerar recusa em engajar-se em atividades, passividade, receio de contato social pela baixa autoestima e comportamento regredido diante do estresse. Em adolescentes, são destacados fatores associados à análise comparativa com pares, preocupação com a aparência e aceitação social, ou seja, questões de identidade. Nessa faixa etária, apontam-se sensação de vulnerabilidade, prejuízo na autoimagem, isolamento, depressão, desesperança e recusa em aceitar ajuda no tratamento. Diante de todas essas questões, os profissionais devem: considerar o estágio de desenvolvimento; conquistar a confiança e restabelecer vínculo; reconhecer os recursos de adaptação pessoais disponíveis; falar a verdade e estimular o envolvimento ativo da criança no tratamento.

Holland & Rowland trouxeram relevantes considerações sobre o câncer em crianças[8]. Além das alterações físicas decorrentes da doença e do tratamento, tais como perda de cabelo, amputações cirúrgicas, cicatrizes e alterações hormonais que ameaçam a imagem corporal, estabeleceram que, frequentemente, em crianças escolares doentes, as habilidades motoras são comprometidas, enquanto as habilidades verbais e de raciocínio são mais desenvolvidas, devido ao significante tempo passado com os adultos durante os procedimentos médicos ou internações, levando a parecer mais madura. Porém, a aparente maturidade precoce é constantemente acompanhada por um relacionamento defasado com crianças da mesma idade. E, por parecer mais madura, a criança assume a responsabilidade de seus próprios cuidados e sentimentos muito mais cedo que o esperado para a idade e acaba às vezes não recebendo suporte, cuidado e proteção necessários para se desenvolver.

Apesar de haver considerações gerais sobre o diagnóstico e tratamento, cada criança vive as situações relacionadas a sua doença e ao seu tratamento de modo único e peculiar. Então, embora haja aspectos comuns nas experiências das crianças em situações de adoecimento, tais como as mudanças no funcionamento do corpo, contato com procedimentos médicos, internações, mudanças na rotina que causam desorganização e angústia diante de um universo desconhecido, é relevante considerar a resposta de cada um. As crianças mesclam as informações recebidas com suas fantasias, tentando dar sentido ao que vivenciam, possibilitando certo enfrentamento da realidade[9].

Askins e Moore descreveram um serviço de Oncologia Pediátrica que existe há 50 anos[10] e apresentaram os desafios vivenciados pelas crianças e adolescentes em tratamento. Citaram-se possibilidades de intervenção da equipe diante das demandas dos casos, como a oferta de informações, estímulos da arte, suporte na reinserção escolar, orientação vocacional, entre outras. A diversidade de ferramentas e estratégias que os profissionais empregam corresponde à complexidade inerente ao tratamento e adoecimento. Destaca-se nesse serviço que o tratamento oncológico acaba se associando a ausência escolar, distanciamento dos familiares, problemas de imagem corporal, sensação de vulnerabilidade, que podem afetar negativamente o ajustamento psicológico. Além do papel da assistência oferecida pelos profissionais, ressalta-se também a forte relação entre bem-estar psicológico dos pais e o desenvolvimento de adequadas estratégias de adaptação da criança ao câncer e ao seu tratamento.

Vasconcellos e Perina, estudando grupos de adolescentes com câncer e utilizando técnica da arteterapia, observaram que, durante o período da doença e tratamento, a natureza das relações interpessoais apresentava variações que estavam ligadas ao estigma do câncer, à continência oferecida pelo meio sociofamiliar e à própria vivência intrapsíquica dos adolescentes diante do processo do adoecer[11]. Pelos desenhos e discursos, notaram que alguns pacientes se afastaram do convívio social, pois os conflitos gerados pelas alterações na imagem corporal repercutem na interação do indivíduo com o meio, dificultando a integração com o grupo de adolescentes sadios. Concluíram que, quando o tratamento é finalizado com sucesso, os adolescentes tendem a retomar a rotina diária, restabelecendo vínculos sociais rompidos ou provisoriamente suspensos e redirecionando a energia psíquica para novos investimentos, para crescimento e desenvolvimento pessoal e interpessoal.

Durante ou após o tratamento, podem acontecer recaídas ou recidivas, que é o reaparecimento da neoplasia após um período de remissão[12]. A remissão "significa a parada do processo cancerígeno, podendo ser temporária ou permanente"[9] e pode ser completa ou parcial. A remissão é completa quando não há sintomas e o estado físico volta ao normal. A remissão é parcial quando persistem um ou mais sintomas. Devido aos avanços no tratamento do câncer infantil, cerca de 50% apresentarão recaídas sucessivas durante o tratamento, até que se encontrem em situação de doença refratária, fase em que o prognóstico é fechado e não há mais qualquer possibilidade terapêutica[12].

Sylos et al. realizaram um estudo com adolescentes curados e suas mães, com objetivo de compreender os aspectos psicodinâmicos da relação mãe-filho[13]. Os resultados mostraram que as mães mantêm atitudes superprotetoras em decorrência do medo da recidiva, do sentimento de culpa pelo adoecimento da criança e das inseguranças relacionadas a sua capacidade em cuidar corretamente do filho. Por outro lado, a maioria dos adolescentes apresentou bem-estar, retomada dos vínculos sociais e ampliação do mundo pessoal e social, ficando mais bem adaptada que os pais.

Apesar de os avanços médicos no tratamento do câncer terem elevado significativamente a sobrevida, o câncer, ainda hoje, vem acompanhado de preconceitos, sendo sinônimo de morte. As crianças apresentam duas características a seu favor no processo de cura que as diferenciam dos adultos: ausência de preconceitos e uma visão otimista diante da vida. Diferentemente do adulto, raramente para a criança o câncer é sinônimo de morte. A criança não possui a carga de crenças culturais pessimista tão comum nos adultos. A criança espera ficar boa novamente. Contudo, o otimismo da criança pode ser modificado pelos adultos que a rodeiam, uma vez que as crianças são intuitivas e suscetíveis às crenças dos outros[14].

≡ Câncer na fase adulta

O paciente oncológico adulto, diante do diagnóstico e do tratamento ao qual irá se submeter, vivencia uma drástica mudança na sua rotina pessoal. O tratamento, dependendo do tipo de câncer, envolve as mesmas etapas que as do câncer infantil: internações, cirurgias, radioterapia e/ou quimioterapia.

O paciente, ao receber o diagnóstico e aderir ao tratamento, inicia um processo que Lindemann chamou de luto antecipatório[15]. Worden se referiu ao luto que antecede a morte biológica, no qual o paciente experimenta a dor e o processo de perda, que se inicia no momento do diagnóstico, pela associação direta à ideia de morte[16].

Luto antecipatório é o conjunto de processos vivenciados pelo paciente e pela família, a partir da progressiva ameaça de perda. É um processo psicossocial ativo de enlutamento empreendido pela família e pelo paciente na fase entre o diagnóstico e a morte propriamente dita[17].

Fonseca define luto antecipatório como aquele vivenciado quando o paciente ainda se encontra vivo, e relaciona este luto com a dor da notícia e sentimento de perda iminente. Aponta a existência de um processo cognitivo, emocional e comportamental experimentado intra e interpsiquicamente, a partir do momento em que a pessoa é informada ser portadora de uma doença considerada grave[18].

A experiência da antecipação da perda envolve respostas emocionais antecipadas, que podem incluir ansiedade de separação, solidão existencial, tristeza, desapontamento, raiva, ressentimento, culpa, exaustão e desespero[8].

O câncer já implica a perda de energia, da saúde e dos amigos. A dor não aliviada gera sintomas de ansiedade e depressão, agravando tais perdas e alterando funções cognitivas, com prejuízo nas atividades diárias e sociais.

O psicólogo atuante na área da Psico-Oncologia visa manter o bem-estar do paciente, identificando e compreendendo os fatores emocionais vividos por ele. Destaca-se a importância de acompanhar o paciente, perceber suas necessidades e detectar o sentimento presente[19-20].

Em um espaço de acolhimento, o psicólogo deve sempre trabalhar com a realidade. Quanto mais o paciente estiver informado acerca de sua doença, maior será a sua capacidade de enfrentamento do adoecer e mais confiança terá na equipe profissional com

quem ele está lidando, reagindo melhor ao tratamento[21].

Comunicação vem do latim *communicare*, e tem como significado "ter algo em comum, repartir, compartilhar", e, posteriormente, deu origem a "estar em contato ou relação com alguém". Sendo assim, a boa comunicação pressupõe ter algo em comum com alguém ou ter a predisposição ao compartilhamento do que possuímos. Fiorini descreveu técnicas como Psicoterapia de Apoio e Psicoterapia de Esclarecimento com o objetivo de promover um espaço terapêutico no qual a família possa ser auxiliada a compreender suas próprias vivências e reorganizar-se adequadamente para enfrentar as demandas de nova realidade[22].

A intervenção psicoeducativa atua em dois níveis[23]:

1. **Didático:** oferecer informações e orientação em relação à doença, sintomas, sinais e tratamento.

2. **Terapêutico:** proporcionar suporte para conflitos pessoais e/ou interpessoais surgidos com a doença e melhorar o relacionamento entre pacientes e cuidadores.

A autora visualizou a necessidade de implantar, no Ambulatório de Tumores Cerebrais da Divisão de Clínica Neurológica do Hospital das Clínicas da Faculdade de Medicina da Universidade de São Paulo, o serviço de Psicologia, com atendimentos psicológicos para os pacientes, e criar um Programa Psicoeducativo para os familiares, para que pudessem ter um espaço de acolhimento e escuta, além de informar, esclarecer, orientar e melhorar a relação entre paciente/familiar e equipe profissional[24]. Igual ao câncer infantil, é importante que a unidade paciente-família seja reconhecida, mesmo que as necessidades sejam específicas, e, ao mesmo tempo, presentes em ambos. Havendo comunicação aberta, parece haver redução do sofrimento e melhores níveis de qualidade de vida[25]. Como resultado de seu estudo, notou-se que o fato de a proposta do estudo ter sido oferecer um espaço psicoeducativo e não somente psicoterapêutico teve um efeito benéfico. Muitas vezes, os familiares não perguntavam ao médico, não tiravam suas dúvidas, pois por diversas vezes o paciente está junto no momento da consulta médica e tem medo da possível resposta, então se omitem. Com a participação no Programa, sentiram-se acolhidos em saber que, nesse caso, a psicóloga poderia ser um importante canal de comunicação. É importante que a família tenha, dentro da equipe, uma pessoa que seja referência e à qual poderá recorrer quando sentir necessidade, e na pessoa do psicólogo ela poderá encontrar tal referência. Cabe ao psico-oncologista ser o mediador entre paciente, família e equipe de profissionais de saúde envolvidos.

A experiência prática da autora corroborou o pensamento de Liberato & Carvalho, que referem que métodos pedagógicos e psicoterapêuticos com aplicação adequada podem contribuir para a melhora da qualidade de vida de pacientes e seus familiares, bem como da equipe de saúde[26].

Pode-se perceber que os atendimentos psicológicos oferecidos aos pacientes propiciaram um espaço seguro para a expressão de sentimentos, auxiliaram a mobilizar recursos para o enfrentamento da doença, melhoraram a comunicação com familiares e equipe e ajudaram na adesão ao tratamento.

No que diz respeito aos atendimentos direcionados aos familiares, as análises feitas permitem dizer que o programa psicoeducativo se mostrou benéfico, de forma a orientar e informar, além de minimizar o estresse desencadeado pela doença e permitir uma melhora no bem-estar e na qualidade de vida do familiar. Ele vivencia o sentimento de perda iminente, desgaste físico e emocional, e, muitas vezes, acaba por esquecer e ignorar seus próprios problemas, partilhando os mesmos medos e angústias que o ente querido. Todos os familiares que participaram do Programa Psicoeducativo apresentaram uma melhora significativa na qualidade de vida[24].

A Psico-Oncologia identifica cada um dos componentes da doença e dispõe de meios para o manejo de cada um deles e de todo o conjunto[27]. Não se pode tratar apenas de um órgão, pois quem está doente é um indivíduo, uma pessoa, e essa pessoa mantém conexões internas e externas e inserções de diversas ordens. A mobilização e participação de todos os recursos são imprescindíveis para o sucesso das propostas terapêuticas.

Sobreviver ao câncer também é uma experiência complexa, ligada ao modo de enfrentamento e adaptação individual. Cabe aos sobreviventes se apropriar da condição de curado, uma vez que a possibilidade de volta da doença não está descartada. É necessário elaborar a experiência passada e conviver com a incerteza do futuro. Não se trata apenas de curar o paciente, mas de oferecer meios para que possa retomar sua vida e rotina, conviver e integrar seu meio social.

≡ Câncer em idosos

Nos países desenvolvidos, são considerados idosos aqueles com mais de 65 anos, e nos países em desenvolvimento, como o Brasil, são as pessoas acima dos 60 anos. De todos os casos de câncer no mundo, 70% deles acontecem depois dos 60 anos.

Segundo dados do Censo 2010 do IBGE, já existem mais de 14 milhões de idosos no Brasil, e as projeções indicam que este segmento pode totalizar mais de 32 milhões em 2020[28]. A oncologia e o envelhecimento relacionam-se de forma direta. O número de casos de câncer aumenta proporcionalmente à idade, sendo assim, quanto mais a população se torna envelhecida, a tendência no crescimento do número de casos de câncer se confirma. Em 2030, conforme previsão da Organização das Nações Unidas (ONU), a mortalidade por câncer terá crescido 45%.

A exposição a agentes cancerígenos é o que faz esse número ser tão alto. Só uma grande transformação no estilo de vida poderia mudar esse panorama. Sol, cigarro, sedentarismo e má alimentação são os principais fatores de risco para o desenvolvimento da doença.

Entre a terceira idade, os tumores malignos no pulmão, na próstata, na mama e no intestino são os mais frequentes. O cigarro pode influenciar no surgimento do câncer em todos esses órgãos, e não apenas no pulmão. Ainda assim, 90% dos casos de câncer no pulmão decorrem do tabagismo.

Para o Instituto Nacional do Câncer (INCA), quem tem mais de 65 anos é 11 vezes mais propenso a desenvolver uma doença cancerígena do que pessoas com idade inferior[1].

O tratamento oncológico deve levar em consideração a expectativa de vida, capacidade funcional, suporte social e as preferências pessoais de cada indivíduo.

A capacidade funcional pode ser definida como a habilidade para realização de atividades que se referem ao cuidado próprio e à vida independente, ou seja, dessa forma, a perda da capacidade funcional está ligada à fragilidade e à vulnerabilidade do envelhecer, uma vez que funções como cognição, mobilidade e comunicação são progressivamente comprometidas. A diminuição da capacidade funcional leva os idosos a uma situação de dependência na realização de atividades diárias, sendo necessários cuidados constantes, medicação contínua e exames periódicos[29].

No caso de pessoas idosas com câncer, a perspectiva de morte está presente, agravada pela doença e fragilidade física do corpo, entretanto, o medo de morrer é uma experiência individual. Nos idosos, os efeitos tóxicos da quimioterapia são mais pronunciados e podem estar relacionados em parte a mudanças fisiológicas da idade ou a uma maior prevalência de mais de uma doença.

Com relação ao atendimento psicológico para os idosos, repetem-se todas as considerações citadas na fase adulta. O psicólogo tem uma atuação importante no acompanhamento desses pacientes e dos familiares. A notícia do diagnóstico pode provocar alterações significativas na reação emocional, podendo acender sentimento de insegurança. Nesse percurso, em casos de repetidas e longas internações, não é incomum que haja sensação de impotência diante da inexorabilidade do tempo, sofrimento e medo da morte. É comum acompanhar a consciência de sua proximidade com a morte, o que, em determinados idosos, pode gerar uma falta de esperança para o futuro. A presença do psicólogo pode promover um alívio do sofrimento enfrentado. A possibilidade de externar as dores físicas do corpo, as dores psicológicas da perda da saúde, as dores sociais da perda da privacidade e autonomia, as dores espirituais, do desequilíbrio da fé permite uma compreensão de como vivenciar esse momento da forma mais confortável, mesmo diante do desconforto[30].

Conclui-se que a ajuda psicológica é fundamental durante todo o processo de adoecimento desde o início, já no momento do diagnóstico, em todas as faixas etárias (cada uma com suas necessidades), sempre incluindo a família em todos os casos.

☰ Referências

1. INCA: Instituto Nacional de Câncer José Alencar Gomes da Silva [internet]. Rio de Janeiro: INCA – Ministério da Saúde, 2017. [acesso em: 20 jan. 2018]. Disponível em: http://www.inca.gov.br.
2. Rodrigues KE, Camargo E. Diagnóstico precoce do câncer infantil: responsabilidade de todos. Rev. Assoc. Med. Bras. 2003;49(1):29-34.
3. Lanza L. Ser criança com câncer em etapa final de tratamento – sua visão de futuro. Ribeirão Preto. Dissertação [Mestrado em Enfermagem] – Escola de Enfermagem de Ribeirão Preto/USP; 2008.
4. Rodrigues FSS, Polidori MM. Enfrentamento e resiliência de pacientes em tratamento quimioterápico e seus familiares. Rev. Bras. Cancerol. 2012;58(4):619-627.

5. Silveira RA, Oliveira ICS. O cotidiano do familiar/acompanhante junto da criança com doença oncológica durante a hospitalização. Rev. Rene 2011;12(3):532-9.

6. Duarte IV, Fernandes KF, Freitas SC. Cuidados paliativos domiciliares: considerações sobre o papel do cuidador familiar. Rev. SBPH 2013;16(2):73-88.

7. Baum BJ, Baum ES. Psychosocial challenges of childhood cancer. J Psychosoc Oncol 1989; 7: 119-129.

8. Holland JC, Rowland JH. Handbook of psychooncology. New York: Oxford University Press; 1990.

9. Valle ERM (org.). Psico-oncologia pediátrica. São Paulo: Casa do Psicólogo; 2001.

10. Askins MA, Moore BD. Psychosocial support of the pediatric cancer patient: lessons learned over the past 50 years. Curr Oncol Rep. 2008;10:469-476.

11. Vasconcellos EA, Perina EM. Recursos arteterapêuticos na psicoterapia de grupo: compreendendo a expressão lúdica e imagética de adolescentes com câncer. In: Perina EM, Nucci NAG (org.) As dimensões do cuidar em psico-oncologia pediátrica: desafios e descobertas. Campinas: Livro Pleno, 2006. p. 204.

12. Perina EM. Estudo clínico das relações interpessoais da criança com câncer nas fases finais. São Paulo. Dissertação [Mestrado em Psicologia] – Instituto de Psicologia da USP; 1992.

13. Sylos MD, Perina EM, Mastellaro MJ, Aguiar SS. Childhood cancer and cure: reflections on the mother-child relationship. Psycho-oncol 2006;15(2):486-497.

14. Simonton SM, Shook RL. Quando o paciente é uma criança. In: A família e a cura: o método Simonton para famílias que enfrentam uma doença. São Paulo: Summus; 1990. p. 172-181.

15. Lindemann E. The symptomatology and management of acute grief. Am J Psychiatry 1994;101:141-8.

16. Worden JW. Terapia do luto: um manual para o profissional de saúde mental. 2. ed. Porto Alegre: Artes Médicas; 1998.

17. Rando TA (org). Clinical dimensions of anticipatory mourning. Illinois: Research Press; 2000.

18. Fonseca JP. Luto antecipatório. As experiências pessoais, familiares e sociais diante de uma morte anunciada. Campinas: Livro Pleno; 2004.

19. Simonton OC, Simonton SM, Creighton J. Com a vida de novo. São Paulo: Summus; 1987.

20. Kluber-Ross E. Sobre a morte e o morrer: o que os doentes terminais têm a ensinar a médicos, enfermeiras, religiosos e aos seus próprios parentes. 8ed. São Paulo: Martins Fontes; 1998.

21. Sales C, Paiva L, Scandiuzzi D, Anjos AC. Qualidade de vida de mulheres tratadas de câncer de mama: funcionamento social. Rev. Bras. Cancerol 2001;47:263-72.

22. Fiorini H. Teoria e técnica de psicoterapias. Rio de Janeiro: Francisco Alves; 1991.

23. Yin MLY, Oliveira MG. Relato de uma experiência psicoeducacional com familiares de portadores de transtornos do humor. Rev. Bras. Ter Comp. Cogn 2004;6:135-42.

24. Vainboim TB. Qualidade de vida e intervenção psicoeducativa com cuidadores não profissionais de pacientes portadores de glioblastoma multiforme. Dissertação [Mestrado em Neurologia] – Faculdade de Medicina da USP; São Paulo; 2011.

25. Bromberg MHPF. Cuidados paliativos para paciente com câncer: uma proposta integrativa para equipe, pacientes e famílias. In: Carvalho MMMJ (org.). Resgatando o viver: Psico-Oncologia no Brasil. São Paulo: Summus; 1998. p. 186-231.

26. Liberato RP, Carvalho VA. Psicoterapia. In: Carvalho VA; Franco MHP; Kovács MJ; Liberato R; Macieira RC; Veit MT et al (org.). Temas em Psico-Oncologia. São Paulo: Summus; 2008. p. 341-50.

27. Veit MT, Carvalho VA. Psico-oncologia: um novo olhar para o câncer. Mundo Saúde 2010; 34(4): 526-530.

28. IBGE. Instituto Brasileiro de Geografia e Estatística [internet]. Características gerais da população, religião e pessoas com deficiência. Rio de Janeiro; 2012. [acesso em: 20 jan. 2018]. Disponível em: https://ww2.ibge.gov.br/home/estatistica/populacao/censo2010/caracteristicas_religiao_deficiencia/default_caracteristicas_religiao_deficiencia.shtm.

29. Lisboa CR, Chianca TCM. Perfil epidemiológico, clínico e de independência funcional de uma população idosa institucionalizada. Rev. Bras. Enf. 2012;65(3):482-7.

30. Leite-Salgueiro CDB, Dantas MMF. Acompanhamento psicológico ao paciente idoso com diagnóstico de câncer: reflexões sobre repercussões psicossociais do adoecimento e da práxis do psicólogo hospitalar. In: Anais do 4 Congresso Internacional de Envelhecimento Humano; 2015. Set 24-26;2(1).

Capítulo 15

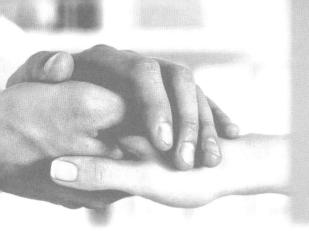

Paula Adriana Rodrigues de Gouveia
Taymara Ramos Verdun

Contribuições da neuropsicologia na assistência ao paciente oncológico

≡ Introdução

O cenário do tratamento a pacientes oncológicos vem mudando nas últimas décadas e, graças a sua sofisticação, houve importante declínio das taxas de mortalidade[1]. Durante as últimas cinco décadas, os avanços no tratamento resultaram em uma sobrevida em longo prazo de 80% dos pacientes infantojuvenis, por exemplo[2]. Todavia, até a década de 1970, o objetivo dos tratamentos era alcançar a cura a qualquer preço, e os efeitos tardios não eram conhecidos ou monitorados após tratamento[3].

Essa evolução no índice de sobrevivência tem impulsionado práticas e pesquisas que têm como objetivo acompanhar esses pacientes com boa evolução, avaliando, em longo prazo, a interferência de possíveis sequelas na qualidade de vida deles.

A Neuropsicologia é uma especialidade da Psicologia que se dedica ao estudo da interface entre o cérebro e o funcionamento cognitivo e comportamental do indivíduo. Nesse sentido, estuda também a interferência de disfunções cerebrais no comportamento humano. As intervenções neuropsicológicas podem ser tanto de avaliação do perfil de funcionamento neuropsicológico quanto de tratamento para as dificuldades envolvendo funções cognitivas e comportamentais.

≡ Avaliação neuropsicológica

O processo de avaliação neuropsicológica consiste em uma forma sistemática e organizada de investigar habilidades cognitivas e comportamentais do paciente por meio de observação e do uso de instrumentos padronizados, para investigação dos principais domínios cognitivos. Dessa forma, é possível identificar quais funções estão preservadas e alteradas, se há a presença de alterações comportamentais e de humor e qual o impacto dessas dificuldades no funcionamento diário e na autonomia do indivíduo. No contexto oncológico, ela auxilia o raciocínio clínico e a associação entre tipos de alterações, áreas ou processos cerebrais envolvidos e possíveis sequelas de tratamentos ou de doenças[4].

Além disso, a avaliação neuropsicológica pode possibilitar a comparação evolutiva pós-tratamento oncológico e após intervenções clínicas, como reabilitação neuropsicológica, terapias com equipe multidisciplinar, entre outras, assumindo, nesses casos, o papel de linha de base[5].

O procedimento de avaliação abarca o exame de diversas habilidades. Destacamos a seguir, de forma simplificada, as principais esferas de funcionamento neuropsicológico:

- atenção (engloba atenção seletiva, atenção sustentada, atenção dividida);
- funções executivas (habilidades de planejamento, capacidade de auto-monitoramento e gerenciamento do comportamento dirigido a metas/tomada de decisões);
- linguagem (expressão, compreensão, nomeação, leitura e escrita);
- habilidades visoespaciais (reconhecimento de perceptos, habilidades visoconstrutivas);
- memória (memória episódica verbal, visual, de curto e longo prazo, processos de aprendizagem);
- funcionamento intelectual (abstração verbal e não verbal, raciocínio lógico, repertório de vocabulário e de conhecimentos gerais, entre outras habilidades);
- habilidades motoras (produção de escrita, desenho e precisão viso motora);
- habilidades acadêmicas (leitura, escrita e aritmética);
- habilidades sociais (aspectos da cognição social e compreensão de regras sociais);
- comportamento e humor.

Dependendo do contexto de avaliação e da dúvida levantada para indicação do exame, há várias possibilidades de protocolos e instrumentos a serem utilizados. A seleção dos testes pode contemplar um panorama geral das funções cognitivas e dar ferramentas ao profissional para formular hipóteses diagnósticas dos prejuízos cognitivos, bem como fornecer o mapeamento/perfil neuropsicológico do paciente[6].

Pode-se também optar por investigar apenas algumas das esferas descritas ou apenas algumas habilidades específicas dentro de cada domínio cognitivo. Por exemplo, em um contexto de internação ou diante de um paciente com desconforto, queixas álgicas, que fadiga facilmente, pode-se optar por um exame breve, reduzido. São várias as opções de avaliação, que podem se adequar à condição do paciente.

Uma avaliação neuropsicológica pormenorizada conseguirá realizar o mapeamento do perfil cognitivo, ou seja, estabelecer não apenas o perfil e magnitude do déficit, que chamamos de "fraquezas", como também descrever as habilidades preservadas, consideradas "forças"[6].

Ao final do processo de avaliação, a partir da análise de dados e descrição do perfil cognitivo-comportamental encontrado, é papel do neuropsicólogo compartilhar os achados com a família, cuidadores, equipe multidisciplinar e demais envolvidos na rotina do paciente[7]. Fornecer informações e orientações à rede de apoio do paciente contribuirá para melhor aproveitamento das intervenções multidisciplinares e o direcionamento da própria reabilitação neuropsicológica. Nesse sentido, a avaliação neuropsicológica deve fornecer ferramentas para auxiliar a traçar objetivos terapêuticos baseados nas reais limitações e potencialidades do paciente[2].

Uma das situações em que casos de câncer afetam habilidades cognitivas dos pacientes e podem trazer ainda alterações de comportamento é na presença de tumores que acometem o encéfalo. Dentre os tumores cerebrais, as metástases são o tipo mais comum, mas há os tumores cerebrais primários, que podem acometer células gliais (gliomas) ou não gliais, que derivam de outras estruturas, como nervos, glândulas, meninges e vasos sanguíneos[8]. Os comprometimentos dependerão da região cerebral afetada e da extensão da lesão. Por exemplo, pacientes com lesões na região frontal podem apresentar dificuldades de planejamento, abstração e de comportamento, reagindo de forma muito impulsiva, ou ainda, tornando-se muito apático.

Além dos tumores cerebrais, muitos pacientes apresentam queixas cognitivas decorrentes de tratamentos contra o câncer, como quimioterapia, tratamentos hormonais e radioterapia. Esses recursos terapêuticos podem causar disfunções cerebrais, e as queixas mais comuns envolvem a capacidade de atenção e concentração, velocidade de processamento de informações, habilidades viso espaciais e funções executivas (capacidade de planejamento, flexibilidade mental e automonitoramento)[9].

No caso dos tumores cerebrais, as alterações dependerão da área cerebral lesionada pelo tumor, além da compressão de outras regiões devido ao crescimento dele, o que pode melhorar com a cirurgia de remoção. Por outro lado, esses pacientes acabam tendo que lidar também com as consequências dos tratamentos que interferem no sistema nervoso central, como radioterapia e quimioterapia. A radioterapia leva a comprometimentos vasculares, necrose no local da radiação e atrofia cerebral. A toxicidade das medicações quimioterápicas causa danos também no sistema nervoso central, apesar dos avanços nas modalidades de tratamento. Estudos dos efeitos tardios relacionados ao tratamento do câncer vêm sendo ampliados, e os esforços de pesquisas nessa área se concentram em encontrar o equilíbrio entre a eficácia terapêutica, a manutenção da toxicidade em níveis mínimos e a promoção da qualidade de vida desses pacientes[1].

É importante que o psicólogo que atende pacientes oncológicos tenha em mente que eles podem apresentar alterações cognitivas, mesmo que não apresentem um tumor de SNC. Os déficits cognitivos são comumente identificados entre os pacientes de câncer, tanto durante as fases ativas do tratamento como também são descritos déficits específicos mesmo após anos depois do término do tratamento[10].

Pacientes com câncer submetidos à quimioterapia frequentemente apresentam uma condição conhecida como *chemo brain*[11]. Esse tipo de tratamento afeta o funcionamento neuronal, causando déficits em sistemas cognitivos envolvidos nas funções de atenção, memória, velocidade de processamento e funções executivas. Essas dificuldades podem causar impacto negativo, com comprometimento da funcionalidade, autonomia e qualidade de vida dos pacientes. Além disso, esses pacientes também podem apresentar diminuição da motivação, fadiga, impulsividade, irritabilidade e baixa tolerância à frustração.

No caso de pacientes pediátricos, pode-se dizer que a criança tolera relativamente bem os efeitos colaterais agudos do tratamento, mas os tratamentos em idade precoce podem produzir efeitos tardios[2]. Devemos considerar que o cérebro da criança ainda está em fase de maturação, e a exposição à alta toxicidade dos tratamentos apresenta expressão clínica bastante distinta da que ocorre na fase adulta[12]. Pesquisas mostram que crianças tratadas de câncer têm uma maior incidência de problemas relacionados à esfera acadêmica e escolarização. Por exemplo, crianças tratadas de leucemia que receberam radioterapia apresentam menor desempenho escolar, apresentam déficits atencionais, menos energia, maior inibição e menos coragem para testar coisas novas[3].

≡ Intervenção

No que diz respeito à intervenção, a reabilitação neuropsicológica consiste em uma forma de tratamento que busca minimizar dificuldades cognitivas e de comportamento, com foco principalmente na funcionalidade e na melhor adaptação possível do indivíduo, nos aspectos de autocuidado, interação social e vida profissional ou escolar. A partir da avaliação neuropsicológica e do relato do paciente e de familiares sobre seu funcionamento, além de queixas apresentadas no dia a dia, é possível planejar metas de tratamento que contemplem as demandas existentes. Durante os atendimentos, o profissional pode utilizar recursos de treino de habilidades cognitivas por meio de exercícios, além de introduzir estratégias compensatórias e adaptações para a realização das atividades, buscando o ganho em qualidade de vida e o aumento da autonomia[13].

Um exemplo de treino cognitivo pode ser uma atividade de computador para treino atencional, como buscar um estímulo-alvo, entre outros distratores na tela, ou atividades de interpretação de texto e resumo da ideia principal, como forma de treinar a capacidade de abstração e raciocínio. O treino cognitivo consiste em uma forma de reduzir a dificuldade, melhorando a função cognitiva em si. No entanto, dependendo da habilidade alterada e da gravidade do déficit, nem sempre isso é possível. Como o objetivo principal da reabilitação é o aumento da funcionalidade e da autonomia, outra opção é a proposta de utilizar estratégias compensatórias. Elas representam uma alternativa por meio de apoio externo ou adaptação para execução de uma atividade. Assim, um paciente com dificuldade de memória pode anotar seus compromissos em uma agenda e utilizar um alarme para lembrá-lo de tomar seus medicamentos no horário correto, compensando sua dificuldade de lembrar-se dessas atividades[14].

No caso de pacientes em idade escolar, podem-se sugerir alterações no ambiente de aprendizado que diminuam o impacto de possíveis déficits, por exemplo, diante de queixas atencionais, instruir o professor para pedir ao aluno que se sente próximo a ele e longe de possíveis estímulos distratores, como janelas. Também podem ser necessárias adaptações, como introduzir pequenas pausas de descanso em tarefas muito longas ou mesmo o retorno gradativo à escola. Pode-se investir inicial-

mente em atividades com menores demandas acadêmicas, como aulas extracurriculares (música, artes) ou mesmo em horários e períodos reduzidos, respeitando as limitações e potencialidades da criança[15].

É importante ressaltar que a criança pode frequentar a escola tanto durante o tratamento como após o término deste; mas ela deve ser acompanhada de perto, garantindo o diálogo entre a saúde e a educação. Podem ser utilizados questionários, como o "Questionário comportamental Deasyspineta – DSBQ"[1], que auxilia no processo de reinserção escolar após tratamentos oncológicos, podendo ter função de ponte, facilitando o diálogo entre profissionais da área da saúde e profissionais da educação. O DSBQ contém 38 perguntas que abarcam aspectos emocionais, de aprendizagem e socialização.

As dificuldades no processo de aprendizagem em pacientes pediátricos podem estar associadas tanto ao período, muitas vezes prolongado, que a criança não frequentou a escola, como a sequelas e prejuízos nas funções cognitivas. Vale ressaltar que as adaptações e estratégias compensatórias são pensadas caso a caso e pautadas nas dificuldades individuais de cada paciente.

Uma questão relevante na assistência ao paciente oncológico é que, como a própria condição de adoecimento pode gerar muitos conflitos e dificuldades para lidar com as limitações impostas pela situação (sem falar na perspectiva de um prognóstico limitado), torna-se difícil muitas vezes distinguir entre o que é alteração comportamental ou cognitiva decorrente da alteração cerebral daquilo que é consequência psicológica de se deparar com todo o estresse e angústia envolvidos na situação. É possível dizer, inclusive, que, para pacientes com alterações cognitivas, esses fatores se sobrepõem[16].

Dessa forma, embora muitas atitudes dos pacientes possam ser justificadas por uma reação à situação do adoecimento, é preciso estar atento para a possibilidade de estarmos diante de consequências das alterações cerebrais na manifestação do comportamento do paciente. Na presença de prejuízos mais graves, em que o paciente apresenta dificuldades na execução de atividades simples, diminuição da autonomia, falhas importantes de memória, fica mais fácil associar essas alterações à disfunção cerebral, porém, no caso de queixas moderadas, que partem de pacientes mais preservados, nem sempre essa questão é levada em consideração com o devido cuidado. A avaliação neuropsicológica pode ajudar a entender se há perdas cognitivas e qual a sua magnitude[11].

≡ Particularidades na assistência ao paciente oncológico e orientação

Outro aspecto importante a considerarmos é a viabilidade da intervenção neuropsicológica. Embora útil e aplicável a muitos casos, há contextos em que a decisão de encaminhar para este tipo de abordagem deve ser considerada com cautela. É preciso avaliar a relação custo benefício no caso de quadros com evolução muito rápida, prognóstico reservado, ou mesmo no caso de pacientes em condições clínicas de instabilidade ou que estão experimentando grande desconforto físico e terão dificuldade para realizar atividades cognitivas e aderir ao que for proposto ao longo do procedimento. Nesses casos, a discussão multidisciplinar, levando em conta aspectos clínicos, expectativas e recursos de enfrentamento do próprio paciente e de seus familiares, pode facilitar a decisão sobre a necessidade e os benefícios associados à intervenção neuropsicológica em cada caso.

Além da intervenção com os pacientes, muitas vezes é realizada orientação familiar e de cuidadores, especialmente quando o paciente apresenta comprometimentos graves e não tem autonomia total para realizar suas atividades. Nesses casos, a orientação para o uso de adaptações e auxílios precisa ser

fornecida a um familiar que possa lembrar o paciente de utilizar o recurso, supervisionar se esse uso está sendo regular, se está trazendo o benefício esperado ou se deve ser reavaliado. Além disso, é importante realizar uma abordagem psicoeducativa para ampliar o conhecimento e a aceitação das dificuldades cognitivas e comportamentais por parte daqueles que convivem com o paciente. Muitas vezes, observamos que o familiar não entende por que o paciente não consegue se lembrar de algo ou não consegue realizar determinada tarefa e o culpa por não se esforçar o suficiente, acreditando que ele tenha preguiça ou simplesmente não queira fazer aquilo. Essa situação gera muitas interpretações equivocadas e dificulta muito a dinâmica familiar, em um contexto muitas vezes já afetado pelo desgaste e sobrecarga para quem convive com o paciente.

Ao orientarmos os envolvidos, fornecemos recursos para o manejo apropriado e possibilitamos o alinhamento das expectativas. Além disso, familiares conscientes sobre as limitações dos pacientes tendem a não associar sintomas neuropsicológicos a desmotivação, desinteresse ou preguiça[17]. Dessa forma, é essencial oferecer informações sobre o funcionamento cognitivo-comportamental do paciente, seja ele adulto ou criança, para a família, equipe multidisciplinar e escola.

As orientações fornecidas explicam a dificuldade cognitiva, sempre que possível tomando exemplos concretos de situações ocorridas com os próprios pacientes, para explicar por que elas ocorrem e propor formas de manejo específicas. Assim, no caso de um paciente com queixas de memória, normalmente a dificuldade é de fixação de informações recentes, e não de recordar-se de fatos antigos. Então, é importante compreender que a memória não é um processo único e homogêneo, pode haver mais dificuldades para lembrar de determinados eventos que de outros (eventos com maior carga emocional são registrados mais facilmente), que não se trata de falta de esforço do paciente. Além disso, são orientadas estratégias para lidar com o problema no dia a dia, por exemplo, sugerir que o paciente utilize lista de compras para ir ao mercado, que anote recados de ligações, que marque seus compromissos e tarefas em uma agenda, que use um quadro com sua rotina etc. Essas estratégias precisam, ainda, ser treinadas e monitoradas por alguém que conviva com o paciente, para que sejam inseridas na rotina dele, tornando-se efetivas.

≡ Considerações finais

É relativamente recente a preocupação com o impacto pós-tratamento nos pacientes oncológicos, e o conceito de "cura" nestes casos vem sendo ampliado, tendo como ponto principal a preocupação com a qualidade de vida. Nesse cenário, a intervenção neuropsicológica em indivíduos que passaram por tratamentos oncológicos ganha maior relevância. Programas institucionais de avaliação e reabilitação neuropsicológica focados nesse grupo de pacientes pós-tratamento é uma área que necessita de mais desenvolvimento.

≡ Referências

1. Gomes ERO, Maia RS, Gacia DF et al. Reinserção escolar e leucemia: tradução e adaptação do questionário comportamental Deasy-spinetta. Psic. da Ed. 2017;45:45-55.
2. Silva KA, Dassi N, Michalowski MB, Daudt LE. Efeitos tardios do tratamento do câncer infantil. Bol Cient Pediatr. 2016;05(3):87-91.
3. Lopes LF, Camargo B, Bianchi A. Os efeitos tardios do tratamento do câncer infantil. Ver. Sws Med Brasil. 2000;46(3):277-84.
4. Meyers CA, Brown PD. Role and relevance of neurocognitive assessment in clinical trials of patients with CNS tumors. J Clin Oncol. 2006; 24:1305-1309.
5. Ribeiro TC, Martone MCC. Transtorno do espectro autista: da avaliação a intervenção. In: Miotto EC. Reabilitação neuropsicológica e intervenção comportamental. Rio de Janeiro: Roca, 2015; p. 90-105.

6. Miranda MC. Avaliação neuropsicológica quantitativa e qualitativa: ultrapassando a psicometria. In: Mello CB, Miranda MC, Muszkat M. Neuropsicologia do desenvolvimento: conceitos e abordagens. São Paulo: Memnon; 2006. p. 127-143.
7. Verdun RV, Adda CC. Avaliação de pacientes infantis. In: Kernkraut AM, Silva ALM, Gibelo J. (org.) O psicólogo no hospital: da prática assistencial à gestão de serviços. São Paulo: Blucher, 2017. p. 403-415.
8. Rozenblatt S. Advanced Psychological Assessment, P.C. (Internet). New York. Disponível em: https://www.advancedpsy.com/documentation/brain-tumors-cancer/
9. Wefel JRS, Vardy J, Ahles T, Schagen SB. International cognition and cancer task force recommendations to harmonise studies of cognitive function in patients with cancer. Lancet Oncol. 2011; 12: 703-08.
10. Garcia D, Gomes ERO, Garcia BB et al. Neuropsicologia e oncologia pediátrica: um diálogo em emergência. Interação Psicol. 2014;353-363.
11. Jean-Pierre P, Johnson-Greene D, Burish TG. Neuropsychological care and rehabilitation of cancer patients with chemo brain: strategies for evaluation and intervention development. Support Care Cancer. 2014;22(8):2251-2260.
12. Muszkat M. Neurodesenvolvimento e neuroplasticidade. In: Muszkat M, Mello CB (org.) Neuropsicologia do desenvolvimento e suas interfaces. São Paulo: All Print; p. 51-72.
13. Abu-Hegazy M, El-Hadaad HA. Neurocognitive effects of primary brain tumors, neurooncology: newer developments. InTech. 2016. Disponível em: https://www.intechopen.com/books/neurooncology-newer-developments/neurocognitive-effects-of-primary-brain-tumors.
14. Gouveia PAR. Reabilitação neuropsicológica de pacientes com lesão encefálica adquirida. Fases subaguda e crônica de evolução. In: Miotto EC (ed.) Reabilitação neuropsicológica e intervenções comportamentais. Rio de Janeiro: Roca; 2015. p. 136-150.
15. Paterlini ACCR, Boemer MR. A reinserção escolar na área de oncologia infantil: avanços e perspectivas. Ver. Eletr. Enf. 2008;10(4):1152-8. Disponível em: http://www.fen.ufg.br/revista/v10/n4/v1n4a28.htm.
16. Weitzner M, Meyers C. Cognitive functioning and quality of life in malignant glioma patients: a review of the literature. Psycho-Oncology. 1997;6:169-177.
17. Argollo N, Leite WB. Psiquiatria e neurologia infantil. In: Malloy-Diniz, LF, Fuentes D, Mattos P et al. Avaliação neuropsicológica. Porto Alegre: Artmed, 2010. p. 274-279.

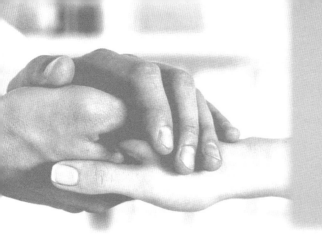

Capítulo 16

Alyne Lopes Braghetto Batista
Maiara Mattosinho Soares Zukauskas
Sabrina Rosa de Lima Matos

Sexualidade e oncologia

Na frente do coração
[...] E a arquitetura do corpo se projeta na
nova casa que é sua, sua casa-corpo para
se reconhecer, se rejubilar. E descobrir a alegria.
Não aquela de grandes gestos. A outra que lhe
trouxe a escrita da vida. Rescrever a vida no
corpo e saber que vale a pena.
Viu que não era prisioneira das formas,
das casas, dos espaços fechados. Viu que
podia fazer furos na casa, na vida e no corpo
e viu que eles se abrem para outras
possibilidades. A de reinventar o corpo,
reinventar a vida, refazer as formas
envelhecidas do amor.
A linha reta, cicatriz da dor se
transforma em cicatriz da lembrança da dor
que se transforma em novas feituras de
desejo. Metamorfose. [...]
O bálsamo se faz pelo olho que acolhe a
dor e a transforma. Sem palavras para definir.
Ela não tinha. Só descobriu como num átimo
uma espécie de segredo, de enigma: a vida não
fala as línguas comuns e, estrangeira, teve que
entrar por outras veredas, outras vias, nem
sempre concretas ao vivo do olho, ao chão do
pé, ao áspero tato da mão. [...]

Ruth Silviano Brandão

≡ Introdução

Segundo a Organização Mundial de Saúde (OMS), a vivência da sexualidade é elencada como um dos componentes do conceito de saúde e se caracteriza pela integração dos aspectos somáticos, emocionais e intelectuais, enriquecendo a personalidade humana, a comunicação e o amor. É a capacidade de desfrutar o comportamento sexual de acordo com a ética pessoal e social, sem medo, vergonha, culpas, tabus ou outras barreiras psicológicas. É também estar livre de distúrbios orgânicos e deficiências que possam interferir nas funções sexual e reprodutora. No entanto, em nossa cultura, ainda é um assunto complexo, gerador de controvérsias e polêmicas, de difícil conceituação, já que tende a ser reduzida à genitalidade.

Neste capítulo, tomaremos a psicanálise como referencial norteador para a discussão do tema, passando pelos conceitos de corpo, pulsão, câncer e feminilidade.

Cabe uma diferenciação, do ponto de vista antropológico, a respeito do *sexo* e *sexualidade*. O sexo está relacionado à genitalidade, à reprodução, e, portanto, associado aos órgãos sexuais. A sexualidade está inserida na cultura e na história do homem e não diz respeito somente à anatomia[1]. Nos aspectos sociais e culturais, estão presentes o papel/posição associado ao sexo (feminino e masculino), o comportamento a partir da expectativa do grupo e a identidade sexual assumida por si próprio e pela via do olhar do outro. O comportamento e o relacionamento sexual estão presentes nessa relação com o meio social[2].

Sigmund Freud foi o primeiro a pensar a sexualidade como tema central para constituição do psiquismo. Propôs a teoria da sexualidade infantil, que gerou grande polêmica, numa época e cultura em que era difícil conceber a criança como ser sexual. Além disso, dá ao corpo um outro estatuto, não o equivalendo ao orgânico, mas compreendendo-o como o produto de uma construção, não estando pronto, portanto, desde o nascimento. Assim, no início da vida, o bebê percebe seu corpo como fragmentado, e é por meio da relação com o Outro materno que apreende seu corpo como unidade, constituindo-se[3].

A partir da escuta das pacientes histéricas, percebeu que a lógica apresentada pelo sintoma histérico não obedecia à organicidade, mas mantinham um saber a respeito do próprio corpo, para além do que era postulado pela medicina, o saber inconsciente. "Nas suas paralisias e em outras manifestações, a histeria se comporta como se a anatomia não existisse, ou como se não tivesse conhecimento desta"[3].

Partindo desse pressuposto, Freud inaugura uma diferença radical entre o corpo para a medicina e o corpo para a psicanálise. O corpo que Freud escuta por meio da palavra não obedece às leis da necessidade ou do instinto, mas é entendido como um corpo pulsional, marcado pela exigência de satisfação constante.

Segundo Ferreira e Arantes[4], durante a amamentação, o bebê extrai uma satisfação para além da saciedade da fome, que o levará à busca do prazer fruto dessa experiência. A pulsão equivale à exigência de satisfação constante deixada por essa primeira experiência inscrita no inconsciente, o que equivale dizer que a pulsão marca a indissolubilidade entre o psíquico e o somático, rompendo com a lógica cartesiana. No entanto, essa busca incessante pela satisfação fracassa, já que não é possível uma satisfação plena, já que o prazer específico, sentido na primeira experiência, é perdido[5].

Simbolicamente, há uma fusão entre o corpo da criança com o corpo da mãe, na medida em que o bebê se percebe a partir dos cuidados que ela desempenha. A fome, o sono, a dor, a alegria, o colo são identificados e traduzidos pela mãe, já que o bebê não consegue ainda nomear suas necessidades, apenas manifestá-las.

Segundo Nunes e Silva[6]: "a criança vive sua sexualidade desde que nasce, no contato sexual com a mãe, com o mundo exterior e estabelecendo sua percepção corporal em diferentes fases de sua vida". Ou seja, o corpo da criança é seu universo sexual, assim, a noção de corpo é essencial para a sexualidade.

O corpo erógeno ou representado é constituído a partir do investimento materno em cada parte do corpo da criança, por meio do cuidado, que por ela (criança) é ainda percebido como fragmentado. Esse processo constitui as chamadas zonas erógenas, descritas por Freud[7] e regidas pelo circuito pulsional, como a boca, o ânus e os órgãos genitais. O corpo, a partir de sua constituição, carrega a marca da singularidade de sua história descrita a partir de suas primeiras experiências com o outro materno.

A pulsão é força constante no aparelho psíquico e não apresenta, necessariamente, um objeto específico, mas sua finalidade é sempre a satisfação. É, portanto, algo que se impõe a partir de impulsos internos que, ao longo de seu trajeto, delimitam o corpo. Nesse processo, ela marca a indissociabilidade entre psíquico e somático, como já mencionado, por apresentar-se como exigência de trabalho psíquico constante em busca de uma satisfação que passa pelo corpo[8].

No entanto, a imagem corporal internalizada pelo sujeito e por meio da qual se identifica sofre abalos ao longo da vida. Nas palavras de Freud: "O eu é primeiro e acima de tudo, um eu corporal; não é simplesmente uma entidade de superfície, mas a projeção de uma superfície"[9].

Esse processo mobiliza investimento libidinal na própria imagem corporal idealizada. Essa construção da imagem própria do sujeito é de caráter imaginário, já que, segundo Ferreira e Arantes[4], a unidade corporal na qual o sujeito se reconhece não está totalmente garantida, há uma fluidez nos limites do corpo, corpo esse que confere identidade

ao sujeito. A imagem, por si só, não dá conta do que é o sujeito, há algo para além da imagem em que ele pode se estruturar.

O corpo, portanto, é palco das satisfações e de sofrimento experimentados pelo sujeito. Desse modo, a partir do adoecimento, este é convocado a reconstruir a forma como percebe seu corpo, seja a partir do diagnóstico, ou do tratamento oncológico especificamente, como veremos adiante.

☰ Sexualidade e câncer

A partir do diagnóstico oncológico, é instaurada uma luta contra o câncer, com o objetivo de exterminar a doença do organismo! Nesse sentido, o paciente é tomado como objeto de intervenção médica, submetendo-o ao seu saber. Isso não se faz sem produção de um efeito para o paciente que, atrelado ao diagnóstico, depara-se com desdobramentos psíquicos importantes, que convocam tanto o paciente quanto aqueles que o cercam a lidar com questões fundamentais que decorrem desse adoecimento: a fragilidade do corpo e a própria finitude. Desse modo, o adoecimento orgânico pode desencadear a angústia, diante do irrepresentável, do real da castração, já que o paciente se depara com um corpo que dói, remetendo-o a sua condição de mortal, diante da perda de um corpo que antes era entendido como saudável, numa ilusão de eternidade. O diagnóstico oncológico traz consigo uma importante marca na vida do paciente e de seus familiares, que, a partir de então, veem-se à frente da necessidade de alterar sua rotina, seus hábitos alimentares, encontrando-se rodeados por termos médicos, e principalmente pela imprevisibilidade.

Nesse sentido, não é incomum que o próprio paciente encontre dificuldades para expressar suas angústias, medos e desejos, uma vez que, durante a hospitalização, muitas vezes se encontra relegado à posição de objeto enquanto posição de passividade (objeto) durante a hospitalização. Diante dessa questão, cabe ao profissional de saúde, em especial ao psicólogo hospitalar, dar voz à subjetividade, para que o paciente possa falar de si e de seu sofrimento. Será por meio dessa oferta de escuta que a expressão dos desejos e dificuldades nos dará notícias de sua posição diante do próprio sofrimento, inclusive no que tange a sua sexualidade e o lugar onde ela é colocada por ele.

Um dos possíveis tratamentos para o câncer é a cirurgia, que, dependendo do estadiamento da doença, poderá ser conservadora ou mutiladora, modificando radicalmente o corpo do paciente. Portanto, o procedimento cirúrgico marca permanentemente o corpo, que, como exposto no início do capítulo, não diz somente de sua dimensão orgânica, mas há algo da dimensão psíquica que sofre também um abalo permanente.

Nossa proposta é a de suscitar reflexões a respeito dos efeitos do tratamento oncológico para a sexualidade da mulher, seus efeitos na feminilidade e possibilidades de reconstrução da autoimagem. Diante de uma mastectomia radical, por exemplo, qual o possível efeito na subjetividade da mulher que necessita realizar novos arranjos sobre a imagem corporal e acerca da feminilidade? Segundo Araújo[10], uma cirurgia mutiladora como a mastectomia não opera somente sobre o órgão doente, mas tem efeitos subjetivos, incidindo sobre a sexualidade, e, sobretudo, sobre a feminilidade. O seio tem um valor imaginário, é um símbolo da feminilidade e instrumentaliza o exercício do desejo. Com isso, depois da mastectomia, é comum o surgimento de inibições sexuais e até mesmo a recusa do ato sexual.

Nesse sentido, remetemo-nos a uma afirmação de Freud a respeito da função do olhar na construção da autoimagem e sua relação com o desejo:

A impressão visual continua a ser o caminho mais frequente pelo qual se desperta a excitação libidinosa, e com a transitabilidade desse caminho que conta a seleção natural ao fazer com que o objeto sexual se desenvolva em termos de beleza. A progressiva ocultação do corpo advinda com a civilização mantém desperta a curiosidade sexual, que ambiciona completar o objeto sexual através da revelação das partes ocultas, mas que pode ser desviada ("sublimada") para a arte, caso se consiga afastar o interesse dos genitais e voltá-lo para a forma do corpo como um todo[7].

A mastectomia, ou qualquer tipo de cirurgia mutiladora, como a vulvectomia, pode ter como efeito psíquico a perda da capacidade de investimento na imagem corporal. Muitas mulheres sentem que não despertam desejo, já que, muitas vezes, elas mesmas não conseguem mais se olhar no espelho, tomando o corpo como lugar de um estranho que as habita. Essas mulheres recobrem o corpo, numa tentativa de evitação do olhar do outro, não se sentem desejáveis e, portanto, femininas[10].

Freud (*apud* Araújo) refere que há diferenças de gênero com relação à escolha do objeto de investimento, objeto causador de desejo. No homem, a escolha passa por uma valorização do objeto sexual, em que há certo empobrecimento do ego em relação ao investimento pulsional dispensado ao objeto amoroso[10]. No caso das mulheres, afirma Freud:

Com o começo da puberdade, o amadurecimento dos órgãos genitais femininos, até então em estado de latência, parece ocasionar a intensificação do narcisismo original, e isso é desfavorável para um desenvolvimento de uma verdadeira escolha objetal concomitante supervalorização sexual. As mulheres, especialmente se forem belas ao crescerem, desenvolvem certo autocontentamento que as compensa pelas restrições sociais que lhes são impostas em sua escolha objetal. Rigorosamente falando, tais mulheres amam apenas a si mesmas, com uma intensidade comparável à do amor do homem por elas. Sua necessidade não se acha na direção de amar, mas de serem amadas; e o homem que preencher essa condição caíra em suas boas graças[5].

Quando o sujeito sofre mudanças no corpo, seja pela cirurgia, pelo efeito do tratamento ou pelo avanço da doença, coloca-se em cena a necessidade de atualizar sua operação de (re)conhecimento acerca de si mesmo. Ao mesmo tempo, por outro lado, está marcada a impossibilidade de representação de algo vivenciado na carne, que insiste em escapar da representação simbólica[4].

Os desdobramentos da alteração corporal a partir do câncer apontam-nos para indagações importantes: é necessária a reconstrução de um corpo marcado pelo câncer para que o sujeito possa seguir na vida? Ou ainda, essa reconstrução é importante para que o sujeito vivencie sua sexualidade, entendendo seu corpo como causa de desejo do outro? E sendo, portanto, instrumento de investimento libidinal? Afinal, é muito frequente que escutemos, na clínica com esses pacientes, o não reconhecimento acerca de si mesmos: "não sou mais eu!" ou "eu nunca mais serei a mesma pessoa. Uma parte de mim morreu depois da doença".

A clínica com pacientes cujos corpos foram atravessados pelo câncer e que, portanto, apresentam efeitos psíquicos importantes decorrentes dele, mostra-nos que é possível que o paciente consiga circunscrever uma nova forma de satisfação pulsional, a partir da "marca no corpo" imposta pela doença ou pelo tratamento. Segundo Santos, Dias e Barreto, o sujeito que passa pelo câncer se vê convocado a produzir sentidos para seus encontros com o Real. Sentidos que, por não obedecerem a um padrão, são singulares e estão ligados intimamente ao desejo de quem os produz[11].

A clínica no hospital nos mostra que, apesar da condição de doente que marca a identidade do paciente no hospital, a oferta da palavra produz efeitos sobre o sujeito que vão além daqueles que envolvem a doença orgânica instaurada em seu corpo.

Nesse sentido, o psicólogo inserido na equipe multidisciplinar pode instrumentalizá-la, evidenciando o saber produzido pelo paciente a partir de seu adoecimento, bem como sua posição diante do próprio sofrimento. Entender a sexualidade como vivência inerente à condição humana, no que diz respeito à satisfação pulsional, possibilitará tanto ao paciente como à equipe de saúde a experimentação de novas construções acerca de si mesmas.

Passemos agora à descrição do trabalho multidisciplinar desenvolvido no ambulatório de Radioterapia com mulheres que realizaram tratamento ginecológico.

≡ Abordagem multidisciplinar na prevenção de estenose vaginal no ambulatório de radioterapia: considerações do profissional de enfermagem

Os tumores ginecológicos muitas vezes são os que mais interferem na sexualidade feminina. Existem três modalidades de tratamento para esses tumores: a cirurgia, quimioterapia e a radioterapia, que pode ocorrer de forma isolada ou combinada. A radioterapia pode ser empregada de forma adjuvante (pós-cirurgia) e/ou concomitantemente à quimioterapia.

Os efeitos colaterais da radioterapia podem ser agudos, tais como cistite, retite, radiodermite (dermatite de pele provocada pela radiação) e mucosite vaginal, ou tardios: cistite, retite, diminuição da lubrificação vaginal, dispareunia (dor para ter relação sexual) e estenose vaginal[12-13]

A *estenose vaginal* é conceituada como a impossibilidade da introdução de dois dedos na vagina e pode desencadear dificuldades na relação sexual ou na realização de exames ginecológicos, pelo fechamento do introito vaginal[12].

Algumas práticas sugerem o uso do dilatador vaginal para prevenção de estenose provocada pela radioterapia pélvica. Devido à importância dessa demanda e considerando que a atividade sexual é um dos elementos que compõe a qualidade de vida, foi criado um fluxo de atendimento, com a atuação da equipe multidisciplinar. Dessa forma, após a consulta inicial com o médico, há o encaminhamento para os profissionais envolvidos no cuidado. A atuação da enfermagem ocorre a partir de orientações para prevenção de estenose vaginal, com uso de dilatadores, e, nesse mesmo contato, a psicologia avalia possíveis demandas emocionais que podem influenciar na adesão das pacientes ao tratamento.

Um estudo na Austrália[14] identificou algumas barreiras e/ou dificuldades encontradas nas pacientes para o uso de dilatador vaginal, entre elas podemos citar: incertezas de como utilizá-lo, falta de tempo, medo de sangramento (o sangramento foi o primeiro sintoma do diagnóstico), vergonha de comprá-lo etc. O profissional da saúde não pode somente passar as informações, mas orientar a paciente quanto à importância do seguimento.

A avaliação e o acompanhamento com o psicólogo são fundamentais para que as questões que perpassam o corpo sejam acolhidas e trabalhadas com a paciente, já que, num primeiro momento, o que toma lugar de importância é a cura, muitas vezes, sem a devida consideração com a condição póstratamento. Nesse sentido é que a atuação multiprofissional pode auxiliar a paciente nas medidas preventivas, colaborando para retomada das atividades, entre elas, a atividade sexual, sem dificuldade ou sofrimento, com impacto na qualidade de vida.

Os recortes clínicos a seguir dizem respeito ao acompanhamento de uma paciente diagnosticada com câncer de colo de útero, que realizou histerectomia e tratamentos quimioterápico e radioterápico.

No momento da consulta para as orientações sobre a prevenção da estenose vaginal, a paciente se recusou a realizar os exercícios e descreveu o momento no qual se encontra, dando-nos indícios de seu posicionamento diante do adoecimento, das marcas decorrentes do tratamento e o impacto em sua relação com o corpo e a sexualidade.

≡ "Não acho importante realizar os exercícios de prevenção de estenose, porque não sou casada, ou seja, ninguém vai usar mesmo (risos)."

"Não tenho mais útero, não posso mais ter filhos, então não vou perder tempo com essa reabilitação."

"Depois que adoeci mudou muita coisa, eu nunca mais serei a mesma pessoa, uma parte de mim morreu depois da doença. Não me sinto mais atraente, não tenho mais vontade de me arrumar como antes, de sair de casa..."

Essas falas evidenciam o sentido que a paciente constrói para sua sexualidade, na medida em que a reduz a uma função reprodutora, e não reconhece a possibilidade de sua satisfação com o próprio corpo. Na medida em que esse corpo torna-se estranho, perde a capacidade de investimento na imagem corporal como reflexo de sua feminilidade, ou seja, de despertar desejo.

≡ Considerações finais

Diante das considerações realizadas, é no corpo que ocorrem as experiências de satisfação e sofrimento, um corpo construído psiquicamente e compreendido para além de sua dimensão orgânica. A partir da vivência do adoecimento por câncer, esse corpo sofre intervenções que alteram sua imagem, fato que coloca o paciente perante a necessidade de atualizar sua operação de (re)conhecimento acerca de si mesmo.

Na medida em que a relação do sujeito com o seu corpo e com a sua sexualidade referencia o modo como ele lida com o tratamento médico, a psicanálise pode oferecer importante contribuição para o campo ampliado da saúde.

Nesse sentido, acredita-se que seja importante que o paciente encontre novas formas de satisfação pulsional, a partir da marca no corpo decorrente do adoecimento e intimamente relacionada à sexualidade, compreendida como uma vivência inerente à condição humana.

≡ Referências

1. Regina E, Federal U, Freud S. A sexualidade segundo a teoria psicanalítica freudiana e o papel dos pais neste processo. Rev Eletrônica do Curso Pedagog do campus Jataí – UFG [Internet]. 2006;2(11):1-17. Available at: https://www.revistas.ufg.br/index.php/ritref/article/view/20332/11823.

2. Macieira RC, Maluf MF. Sexualidade e câncer. In: Temas em psico-oncologia. São Paulo: Summus; 2008. p. 303-15.

3. Freud S. Estudos sobre a histeria. In: Edição Standard brasileira das obras psicológicas completas de Sigmund Freud. Rio de Janeiro: Imago; 1996. p. 212.

4. Ferreira DM, Castro-Arantes JM. Câncer e corpo: uma leitura a partir da psicanálise. Analytica – Revista de psicanálise. 2014;3(5):37-71.

5. Freud S. Sobre o narcisismo. In: Edição Standard brasileira das obras psicológicas completas de Sigmund Freud (1914). Rio de Janeiro: Imago; 1996. p. 132-9.

6. Nunes C, Silva E. A educação sexual da criança: subsídios teóricos e propostas práticas para uma abordagem da sexualidade para além da transversalidade. Campinas: Autores Associados; 2006. 52p.

7. Freud S. Três ensaios sobre a teoria da sexualidade. In: Edição Standard brasileira das obras psicológicas completas de Sigmund Freud. Rio de Janeiro: Imago; 1996. p. 123-34.

8. Freud S. Os instintos e suas vicissitudes. In: Edição Standard brasileira das obras psicológicas completas de Sigmund Freud (1915). Rio de Janeiro: Imago; 1996. p. 156-92.

9. Freud S. O ego e o ID. Edição Stand Bras das obras psicológicas Complet Sigmund Freud [Internet]. 1923;19:27-80 ST–O Ego e o ID (1923). Available at: http://scholar.google.com/scholar?hl=en&btnG=Search&q=intitle:O+ego+e+o+id#0.

10. Araújo RS de. Os efeitos da mastectomia sobre a sexualidade feminina, a partir da clínica psicanalítica. 2015;0-104.

11. Santos LN dos, Dias CA, Barreto WWP. Psicanálise e contemporaneidade: o adoecimento oncológico como encontro com o real [Internet]. v. 11, Polêmica. 2012. p. 66-73. Available at: http://www.e-publicacoes.uerj.br/index.php/polemica/article/view/2991/2163.

12. Carvalho HA, Stuart SRSL. Tumores ginecológicos (colo de útero). In: Radioterapia em oncologia. 2. ed. São Paulo: Atheneu; 2013. p. 938-9.

13. Souhami L. Tumores ginecológicos (câncer de endométrio). In: 2, organizador. Radioterapia em oncologia. São Paulo: Atheneu; 2013. p. 975-92.

14. Bonner C, Nattress K, Anderson C, Carter J, Milross C, Philp S et al. Chore or priority? Barriers and facilitators affecting dilator use after pelvic radiotherapy for gynaecological cancer. Support Care Cancer. 2012;20(10):2305-13.

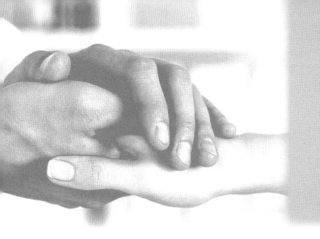

Capítulo 17

Ellen Brandalezi
Maiara Mattosinho Soares Zukauskas
Iris Ruggi
Mileny Maloni Tomaz

Ações de humanização na oncologia

≡ Introdução

O conceito de humanização pressupõe considerar a essência do ser e o respeito à subjetividade, e, quando implementado, possibilita a cada envolvido um acolhimento de forma integral. Valoriza a singularidade de cada pessoa e propicia condições para viabilizar o exercício da autonomia. Nesse sentido, esse conceito nos convoca a refletir sobre essas práticas no campo da saúde, bem como a respeito da concepção de sujeito construída para a realização de uma abordagem humanizada nesse contexto[1].

Portanto, podemos entender que humanizar não depende apenas de aplicar um conjunto de conceitos e regras, pois, à frente delas existe um sujeito, e que, considerando a inserção da psicologia nessa contribuição, necessita ser escutado a partir de sua singularidade.

No caso da assistência no âmbito da saúde, a humanização pode ser considerada fundamental tanto na colaboração com o processo terapêutico do paciente como na contribuição para a qualidade dos serviços prestados pelos profissionais envolvidos, pois este é um contexto permeado por situações que envolvem o cuidado com o corpo, muitas vezes reduzido à dimensão orgânica, sem muito espaço para considerar a subjetividade envolvida no processo[2].

Tal processo prioriza o cuidado como essência do ser humano, enfatizando a comunicação e a interação pessoal, "[...] na medida em que resgata o respeito à vida humana, em dimensões que atingem as circunstâncias sociais, éticas, educacionais e psíquicas presentes em todo relacionamento humano [...]"[3].

Portanto, os profissionais envolvidos nesse processo necessitam ter um olhar voltado para o ser humano, levando em consideração as diversidades que ele apresenta, contemplando as dimensões física, psíquica/mental, social/cultural e espiritual. Nesse sentido, a instituição de saúde que valoriza os conceitos de humanização nos cuidados disponibilizados preconiza uma atuação direcionada para a promoção da saúde e qualidade de vida.

A equipe que atua na instituição hospitalar pode contribuir para a manutenção desse conceito, incentivando a valorização da compreensão do sujeito na sua totalidade e atuando como agente de mudança perante um contexto, no qual o paradigma biomédico se faz presente de forma muito intensa[4].

Nesse contexto, entram em cena profissionais que têm sua prática pautada nos conceitos de humanização e propõem ações que valorizam o contato humano. O processo de cuidados exige a reconstrução de caminhos e reavaliação dos valores fragmentados ao longo do tempo, em função da influência pela busca de resultados financeiros imediatos e possível diminuição da sensibilidade humana[5]. Portanto, há a necessidade de um reposicionamento tanto por parte dos profissionais como da sociedade, para que a humanização seja considerada no seu conceito mais amplo.

No Centro de Oncologia e Hematologia do Hospital Israelita Albert Einstein (HIAE), a atenção humanizada permeia a atuação dos profissionais e voluntários, proporcionando atendimento personalizado não só aos pacientes como aos seus acompanhantes.

≡ Relato de experiência do voluntariado do Centro de Oncologia e Hematologia do HIAE

≡ Humanização, um novo conceito que busca tornar a estadia do paciente mais confortável, melhorando suas relações com os familiares e com o ambiente externo.

A ideia é tornar gestores, profissionais de saúde e voluntários comprometidos e corresponsáveis por um cuidado mais humanizado e uma relação mais próxima entre os envolvidos.

Muitas dificuldades enfrentadas pelos profissionais de saúde e voluntários podem ser evitadas quando se ouve, entende, acolhe, considera e respeita suas opiniões, queixas e necessidades.

Um atendimento humanizado pressupõe a união de um comportamento ético com conhecimento técnico e com a oferta de cuidados dirigidos às necessidades dos pacientes.

O voluntariado promove humanização, doa seu tempo e conhecimento, realiza um trabalho gerado pela energia de seu impulso solidário e atende não só as necessidades do próximo como também os imperativos de uma causa.

O voluntário atende também suas próprias motivações pessoais, sejam elas de caráter religioso, cultural, filosófico ou emocional. É a pessoa que doa seu trabalho, suas potencialidades e talentos em uma função que o desafia e gratifica em prol de uma realização pessoal.

Como ação de humanização na oncologia, temos a Sala de Brincar, onde as voluntárias passam suas manhãs com pacientes oncológicos que frequentam o ambulatório para diversos procedimentos e brincam na sala com jogos, carrinhos, casa de bonecas, quebra-cabeça, video games, brinquedos educativos.

Em datas comemorativas do ano, a sala de brincar é decorada de acordo com o evento, e a voluntária contribui para a criação de um ambiente lúdico, propondo brincadeiras, músicas e comidas especiais. Todas as festas são organizadas em conjunto pelos profissionais da saúde e voluntárias.

As crianças se divertem umas com as outras, com os familiares, médicos, enfermeiros, psicólogos, psicopedagogos e voluntárias.

Os aniversários dos pacientes também são comemorados no espaço com salgadinhos, doces, bolo e sucos, sob a supervisão das nutricionistas.

Nossos pacientes também recebem a visita de contadoras de estórias que amenizam sua estadia no ambulatório e a tensão dos pais e familiares que acompanham o tratamento. Também recebem a visita de palhaços do grupo Ri Comigo que compartilham o riso e a alegria da técnica *clown**, divertindo a todos.

---

* Termo usado para descrever o trabalho das ações cômicas dos palhaços, vista para além do aspecto dramatúrgico. Reis DM. Caçadores de risos: o mundo maravilhoso da palhaçaria. (Tese de Doutorado). Salvador: Universidade Federal da Bahia. p. 42, 2010. Disponível em: http://livros01.livrosgratis.com.br/cp154982.pdf.

Assim, a Sala de Brincar é um espaço de entretenimento para as crianças e familiares do Centro de Oncologia e Hematologia do HIAE que propõe atividades lúdicas e recreativas, a ponto de fazer com que as crianças não queiram ir embora e, às vezes, chorarem para ficar mais tempo nas brincadeiras após os procedimentos ou à espera deles.

Os familiares conseguem relaxar por algum tempo e até tomar um cafezinho batendo papo com outros acompanhantes.

Um espaço de aconchego com tratamento especial e doação total.

As tias de rosa estão para ouvir, acolher e brincar.

Humanização hospitalar, um jeito muito especial de cuidar.

≡ Ações de humanização: uma visão da hospitalidade

A Hospitalidade tem por objetivo fortalecer a humanização do atendimento ao paciente, que hoje apresenta níveis de exigência nunca antes experimentados pelas instituições de assistência à saúde.

Historicamente, o atendimento ao paciente era focado apenas na cura ou cuidado de enfermidades, sem que o paciente pudesse dar voz às suas outras necessidades não relacionadas à saúde.

O setor de Hospitalidade do Hospital Israelita Albert Einstein tem como missão acolher e auxiliar o paciente em tudo que for relacionado à estrutura hospitalar, propiciando a ele, junto ao atendimento médico de qualidade já conhecido, uma melhor experiência no atendimento, locomoção e canais de comunicação, gerando conforto e bem-estar em sua visita ou estadia.

Dentre as funções do departamento de Hospitalidades, estão:

- **Central de atendimento telefônico interna:** canal de acesso do paciente com a Hospitalidade, com o ramal cadastrado nos aparelhos telefônicos dos leitos de internação. Centraliza o contato para dúvidas gerais e solicitações não assistenciais. As ligações serão atendidas e/ou encaminhadas aos setores responsáveis e acompanhadas até a resolução.

- **Empréstimos de objetos e eletrônicos:** a Hospitalidade dispõe de equipamentos de DVD, rádio, *notebook*, jogos, adaptadores de tomada etc. O paciente pode solicitar tais empréstimos, que ficarão por tempo determinado no leito.

- **Lavanderia:** coordenação de Lavanderia externa parceira que atende pacientes internados. Os itens são retirados no leito e enviados à lavanderia, após higienização, e depois são devolvidos no leito.

- **Assistência religiosa:** quando paciente ou familiar solicita suporte religioso, a hospitalidade se encarrega de contatar e agendar a visita de um representante da religião do paciente.

- **Sala Einstein para acompanhantes:** para acompanhantes de pacientes em cirurgia aguardarem com conforto de poltronas, televisão, mídia impressa e copa (com lanches, micro-ondas e máquina de bebidas quentes) e para obterem informações do andamento da cirurgia. O acompanhante fica nesta sala até a liberação do leito ou alta do paciente diretamente do centro cirúrgico.

- *Concierges*[*] **responsáveis pelos andares:** os *concierges* são responsáveis pelo suporte aos andares de

---

[*] *Concierge* é o profissional responsável por assistir clientes, em qualquer pedido que estes tenham relativos a sua estadia no estabelecimento (hotéis, hospitais, entre outros). CONCIERGE. In: WIKIPÉDIA,

internação, além de PA e Oncologia. Esses *concierges* visitam os pacientes internados periodicamente para verificar a satisfação dos pacientes e solicitações, proporcionando um melhor acesso do paciente à Hospitalidade e viabilizando o aumento da confiança.

- **Comemoração de aniversários e datas importantes:** em conjunto com a assistência, comemoramos aniversário de pacientes internados e datas especiais, como aniversário de casamento, alta hospitalar após longos períodos de internação, pega de medula (Oncologia), último dia de tratamento (radioterapia e quimioterapia – Oncologia). Eventualmente, a hospitalidade organiza ou participa de algumas comemorações diferenciadas, por exemplo, o casamento realizado na instituição, sessão de cinema, ambos realizados para pacientes oncológicos. Já realizamos o sonho de um paciente assistir a um jogo de seu time no estádio acompanhado de enfermeiro e médico.

- **Apoio a eventos:** todos os eventos realizados nas dependências do hospital podem contar com o apoio da hospitalidade, desde a recepção ao direcionamento do participante.

- **Agendamentos e acompanhamento a pacientes VIP, mídia:** função específica da hospitalidade que atende pacientes de mídia, com toda a discrição necessária, pacientes recomendados e pacientes que porventura possam ter tido uma experiência não satisfatória em data anterior no Einstein.

---

a enciclopédia livre. Flórida: Wikimedia Foundation, 2017. Disponível em: <https://pt.wikipedia.org/w/index.php?title=Concierge&oldid=49497667>. Acesso em: 4 ago. 2017.

- **Tradução e intérprete:** auxílio a todos os colaboradores da Instituição quando necessária tradução para atendimento de pacientes estrangeiros.

- **Visita *pet*:** agendamento e acompanhamento de visitas *pet* a pacientes internados, quando autorizado pelo médico em prontuário, e tendo todas as exigências atendidas pelo tutor do animal.

- **Entretenimento:** mágicos, palhaços, pianistas, seresteiros, cantores acústicos, recreacionistas infantis. Apresentações em ambientes comuns e leitos com autorização da enfermagem, além de Pronto Atendimento infantil.

☰ Hospitalidade em oncologia

O Centro de Oncologia do Hospital Albert Einstein conta com *concierges* exclusivos para atendimento de seus pacientes.

Considerando a complexidade e longa duração do tratamento oncológico, a presença de *concierges* fixos no centro de Oncologia possibilita estreitar o relacionamento com os pacientes e oferecer um tratamento diferenciado a eles.

O *concierge* conhece o paciente desde o início do tratamento, muitas vezes desde o diagnóstico, e tem, assim, a oportunidade de personalizar o atendimento e antecipar necessidades pelo conhecimento dos seus gostos e de seus acompanhantes, tornando o atendimento individualizado e humanizado.

As atividades desenvolvidas pelos *concierges* do Centro de Oncologia envolvem, além daquelas já citadas:

- **Agendamentos:** exames de alta complexidade, assim como consultas, a pedido do paciente, da enfermagem ou da equipe médica, emergenciais ou não.

- **Abordagem do paciente de primeira vez:** de quimioterapia e radioterapia, em que o *concierge* se apresenta, entrega ao paciente uma cartilha de direitos e deveres do paciente oncológico, cartão de estacionamento, cartão hospitalidade (liberação de catracas), explica o funcionamento dos ambulatórios e se coloca à disposição, iniciando, assim, um vínculo com o paciente.

- **Navegação de pacientes:** pelas dependências da instituição, atividade muito importante para pacientes de outros estados ou países, além de suporte à assistência e resolução de problemas com áreas internas do hospital.
- **Intermediação e tradução:** para pacientes internacionais em todos os processos relacionados à Oncologia.
- **Acompanhamento de hospitalização prolongada:** visitas constantes durante a internação, a fim de minimizar o desconforto gerado, podendo catalisar as necessidades não assistenciais do paciente e seus acompanhantes.
- **Suporte à área de assistência e de atendimento:** para promover uma boa experiência ao paciente.

Para pacientes em início de tratamento, o *concierge* desenvolve a função de navegador, minimizando o impacto que o paciente tem com um diagnóstico desfavorável, a partir do acompanhamento constante, o diálogo apropriado, bem como suporte adequado, oferecendo conforto e segurança àqueles que enfrentam uma situação delicada.

☰ **Considerações finais**

Refletir a respeito da humanização no contexto hospitalar supõe considerar a subjetividade do paciente, reconhecendo sua identidade, sua história e seu lugar no mundo. Dessa forma, ao ser atendido em suas necessidades individuais, o paciente sente-se cuidado em sua integralidade e consegue identificar os benefícios de um serviço que preza pela qualidade e atendimento personalizado.

☰ **Referências**

1. Sousa EM de, Gonçalves CS. Psicologia e humanização em saúde: objetivos e público-alvo das produções científicas entre 2003 e 2010. Disciplinarum Scientia. Série: Ciências Humanas, 2012;13(2):217-226.
2. Martins VP. A humanização e o ambiente hospitalar. In: IV Seminário de Engenharia Clínica, 2004; Anais do I Congresso Nacional da ABDEH; 2004. p. 63-67.
3. Morita C, Marx LC, Bento PSR. Humanização: reflexões sobre o cuidar e o cuidador. In: Mezzomo, AA, et al. Fundamentos da humanização hospitalar: uma visão multiprofissional. São Paulo: Loyola; 2003. p. 84-93.
4. Souza KOJ de, Pegoraro RF. Concepções de profissionais de saúde sobre humanização no contexto hospitalar: reflexões a partir da Psicologia Analítica. Aletheia, 2009. v. 29, p. 73-87. Disponível em: http://pepsic.bvsalud.org/pdf/aletheia/n29/n29a07.pdf. Acesso em: 07 fev. 2018.
5. Bettinelli LA, Waskievicz J, Erdmann AL. Humanização do cuidado no ambiente hospitalar. O mundo da saúde. São Paulo; 2003;27(2);231-239.

Índice Remissivo

A

Ações de humanização, 149

Acompanhamento de hospitalização prolongada, 151

Agendamentos, 150

Alteridade, 119

Angústia, 68

Antecipação da perda, 129

Apoio a eventos, 150

Aprendizagem, 50

Aristóteles, 97

Assistência
  psicológica a familiares mediante o adoecimento, 25
  religiosa, 149

Atenção, 134
  psíquica para profissionais da área oncológica, 6

Atividades lúdicas, 59

Atuação
  do psicólogo, 13
    na internação oncológica e cirúrgica, 16
    no diagnóstico, 13
    no transplante de medula óssea, 18
    nos ambulatórios, 21
    paciente, família e equipe, 17
  psicopedagógica no âmbito das instituições, 46

Autoimagem, 142

Avaliação
  e acompanhamento de crianças, 33
  neuropsicológica, 133

B

Brincar
  direito ao, 52
  importância do, 56
  na oncologia, 54

Brinquedista, 53, 55

Brinquedoteca, 51, 53-55

C

Câncer, 13, 14, 140
  em idosos, 130
  infantil, 125
    diagnóstico, 33
    e família, 34
    epidemiologia, 33
    tratamento, 33
  na fase adulta, 128

Capacidade
  de atendimento de um serviço, 9
  funcional, 131

Caso, 87
  clínico com a equipe multidisciplinar, 85

Central de atendimento telefônico interna, 149

Cerco do silêncio, 81

Choro, 5

Classe hospitalar, 51, 57, 60

Clínica, 87

Comemoração de aniversários e datas importantes, 150

Comunicação de um prognóstico, 10

Concierges responsáveis pelos andares, 149

Condições clínicas do paciente, 95

Conhecimento, 88

Construção do caso clínico, 87, 88

Consultoria de ligação, 7

Corpo, 140
- erógeno, 141
- para a medicina, 140
- para a psicanálise, 140

Cuidado(s)
- centrado no paciente, 40, 42, 66
- de fim de vida, 75
- paliativos, 65, 75, 76

D

Demanda, 10

Desejo, 89, 142

Diagnóstico oncológico, 21

Dimensão
- espacial, 47
- funcional da instituição, 47
- temporal, 47

Discursos, 67, 69

Doença oncológica
- e a família, 25
- nas diversas fases da vida, 125

Dor do profissional, 91

E

Educação da equipe de saúde com relação aos aspectos psíquicos, 5

Efeitos
- de construção, 89
- de transmissão, 118

Empréstimos de objetos e eletrônicos, 149

Encaminhamento para a psicologia, 6

Entretenimento, 150

Equipe multiprofissional, 103

Escuta
- clínica, 10
- de familiares, 26

Estabelecimento da transferência, 26

Estenose vaginal, 143, 144

Estrutura formal, 47

Ética, 67, 96
- da psicanálise, 98
- do bem supremo, 97
- dos bens, 97

Eu ideal, 105

F

Fadiga por Compaixão, 91

Família, 25, 40, 126
- e processo de terminalidade, 80

Feminilidade, 140, 142

Formações do inconsciente, 89

Freud, Sigmund, 22, 26, 66, 86, 111, 116

Funcionamento intelectual, 134

Funções executivas, 134

G

Gozo, 67

Grupo(s)
- com residentes, 115, 118
- de reflexão, 106
- focal, 106
- na unidade de cuidados paliativos, 106
- nos ambulatórios de quimioterapia e radioterapia, 107
- operativo, 106
- terapêuticos, 105

H

Habilidades
- acadêmicas, 134

motoras, 134
sociais, 134
visoespaciais, 134
Histeria, 120
Hospice, 65
Hospitalidade, 149
    em oncologia, 150
Humanização, 147

I

Ideal do eu, 105
Imaginário, 119
Implementação e funcionamento da classe
    hospitalar, 56
Impossibilidade, 80
Insuficiência, 80
Interconsulta psicológica, 7
Interface com a terapia intensiva, 39
Intermediação e tradução, 151
Internação oncológica, 16
Intervenção, 135
    psicoeducativa, 129

L

Lacan, Jacques, 66, 86, 96, 98, 116
Lavanderia, 149
Leucemias, 126
Linguagem, 134
Ludicidade, 52
Luto, 75, 76
    antecipatório, 76, 77, 79, 129
    pós-morte, 78, 79

M

Mastectomia, 142
Medicina
    de cuidados críticos, 39
    intensiva, 39
Medo, 26

Memória, 134
Miller, Jacques-Allain, 26
Modelo(s)
    de atenção, 7
    de consultoria de ligação, 7
    de interconsulta psicológica, 8
    de trabalho com grupos, 105
Moral, 96
Morte
    luto e instituição, 79
    no século XXI, 75

N

Navegação de pacientes, 151
Necessidade, 89
Neuropsicologia, 133
Neurose, 26

O

Objective Structured Clinical Examination
    (OSCE), 110
Oncologia, 65
    pediátrica, 127

P

Paradigma
    do cuidar, 94
    do curar, 93
Prática pedagógica e contexto hospitalar, 59
Profissionais de saúde diante da morte, 91
Psicanálise, 26, 65
    contribuições para a formação médica, 115
    e formação médica, 117
    e medicina, 85, 116
    nos cuidados paliativos, 66
Psicólogo, atuação do, 13
    na internação oncológica e cirúrgica, 16
    no diagnóstico, 13
    no transplante de medula óssea, 18

nos ambulatórios, 21

paciente, família e equipe, 17

Psico-oncologia, 130

Psicopedagogia, 45

institucional, 46

nas instituições de saúde, 48

no centro de oncologia e hematologia do Hospital Israelita Albert Einstein (HIAE), 49

Psicopedagogo hospitalar, 51

Psicose, 26

Psicoterapia de grupo, 28

Pulsão, 140, 141

R

Radioterapia, efeitos colaterais da, 143

Real, 119

Registro

do imaginário, 27

do real, 27

do simbólico, 27

Relato clínico, 88

Remissão, 128

Representação simbólica da instituição, 80

Residência médica, 109

processo de seleção, 110

Restrições

externas, 95

internas, 95

S

Saber, 88

Sentido, 120

do sintoma, 89

Serviço de psicologia na oncologia, 3

heterogeneidade dos, 3

inestocáveis, 3

inseparáveis, 3

intangíveis, 3

Sexo, 140

Sexualidade, 140

e câncer, 141

Simbólico, 119

Sinal do choro, 5

Síndrome de *Burnout*, 91-93, 95

Sintoma psíquico, 6, 7

Sofrimento

moral, 94, 95

psíquico, 5, 6

Suporte

à área de assistência e de atendimento, 151

emocional, 6

T

Técnica de condução de grupo, 105

Teoria

dos discursos, 68

lacaniana, 26

Terceira idade, 131

Terminalidade, 75

Trabalho em grupo, 104

Tradução e intérprete, 150

Transplante de células-tronco hematopoiéticas (TCTH), 18

Treino cognitivo, 136

Tumores

cerebrais, 135

ginecológicos, 143

U

Unidade

de cuidados, 126

de terapia intensiva, 39, 40

V

Viabilidade da intervenção neuropsicológica, 137

Visita *pet*, 150

Voluntariado, 148